RECUPERA TU RODILLA

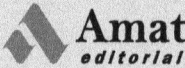

Amat Editorial, sello editorial especializado en la publicación de temas que ayudan a que tu vida sea cada día mejor. Con más de 400 títulos en catálogo, ofrece respuestas y soluciones en las temáticas:

- Educación y familia.
- Alimentación y nutrición.
- Salud y bienestar.
- Desarrollo y superación personal.
- Amor y pareja.
- Deporte, fitness y tiempo libre.
- Mente, cuerpo y espíritu.

E-books:
Todos los títulos disponibles en formato digital están en todas las plataformas del mundo de distribución de e-books.

Manténgase informado:
Únase al grupo de personas interesadas en recibir, de forma totalmente gratuita, información periódica, newsletters de nuestras publicaciones y novedades a través del QR:

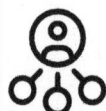

Dónde seguirnos:

 | @amateditorial

   | Amat Editorial

Nuestro servicio de atención al cliente:
Teléfono: **+34 934 109 793**
E-mail: **info@profiteditorial.com**

David Bautista

RECUPERA TU RODILLA

Especial para personas con lesiones de,
MENISCO, **LIGAMENTO CRUZADO** y **CARTÍLAGO**

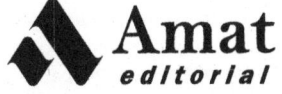

© David Bautista, 2026
© Profit Editorial I., S.L., 2026
Amat Editorial es un sello de Profit Editorial I., S.L.
Travessera de Gràcia, 18-20, 6.º 2.ª. 08021 Barcelona

Diseño de cubierta: Jordi Xicart
Maquetación: Marc Ancochea

ISBN: 978-84-10451-87-2
Depósito legal: B 9358-2026
Primera edición: Mayo de 2026

Impresión: Gráficas Rey
Impreso en España – *Printed in Spain*

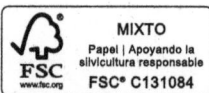

Índice

Introducción

M i nombre es David Bautista. He escrito este libro para poder ayudarte en la medida de lo posible con los problemas que puedas tener de rodillas, en especial si has sufrido una lesión. Sé bien que se pasa mal, que muchas veces dejarás de hacer planes debido a la lesión y que, si no mejora, empezarás a perder calidad de vida y a creer que todo lo que haces está demasiado condicionado por la lesión.

Sin embargo, déjame decirte que todo puede cambiar a mejor; te lo digo tanto sobre la base de la evidencia científica como por experiencia, ya que he trabajado con más de setecientas personas con distintas lesiones de rodilla. Desde que ofrezco este servicio, he tratado todo tipo de casos, pero en todo momento lo más importante ha sido enseñarle al paciente cómo hallar una salida a la situación de desesperación en la que se encontraba. Y para ello no recurro ni a las máquinas más novedosas del mercado ni a tecnología de última generación, como tampoco a las mejores rodilleras ortopédicas, sino a algo que todos tenemos a nuestro alcance y sin coste alguno: movimiento y educación.

El ser humano lleva evolucionando miles de años hasta el día de hoy y cada vez cuenta con más medios y formación. Así las cosas, tenemos los recursos suficientes para no tener por qué creer que un desgaste de cartílago articular de la rodilla nos tenga que prohibir movernos ni que una lesión en el menisco debe obligarnos a dejar el deporte ni para creer que el reposo y no hacer nada es la mejor opción para volver a ganar calidad de vida y disfrutar de un paseo por la montaña, salir con los amigos o jugar con nuestros hijos.

Mi filosofía es sencilla, pues se resume en unas pocas ideas clave:

1. No eres frágil. Tus rodillas no son de cristal. Se componen de un tejido que se adapta continuamente y, gracias a una dosis correcta de estímulos, se volverán más resilientes. Prohibir movimientos para siempre no es la solución, como verás en el libro; más bien podría ser un desencadenante al generar miedo al movimiento.

2. No eres un robot. Por desgracia, los humanos buscamos siempre una causa a nuestros problemas. No pienses continuamente que tendrás algún tejido dañado y que en el momento en que te lo quiten o reparen te recuperarás por completo. Lamento decirte que el cuerpo humano no funciona así: no eres un robot al que le pueden cambiar las piezas. El organismo es mucho más complejo.

3. Los hábitos son la mejor «píldora». Dormir suficiente y bien, moverte, hacer entrenamiento de fuerza, siempre con cabeza, comer de manera adecuada, gestionar el estrés y exponerte a la luz solar son algunos de los consejos que expondré.

4. La mejor medicina es una carga bien dosificada. El tejido responde a la carga: ni muy poca ni demasiada, sino la adecuada, progresiva y sostenida.

5. La educación empodera. Una de las mejores claves para generar un cambio en la calidad de vida es el conocimiento. Cuanto más aprendes sobre tu lesión, más soluciones encontrarás y, si te lo tomas en serio, una serie de pequeños cambios harán que alcances la mayor calidad de vida posible.

En ningún momento en este libro se te dirá que hagas reposo para volver a tu ser y que hay movimientos malos o buenos para las rodillas, ya que no es así. Las páginas que siguen te enseñarán una serie de pequeños hábitos para el día a día que pueden marcar un antes y un

después, te harán entender el cuerpo humano desde otra perspectiva
—biopsicosocial— y cómo ganar calidad de vida gracias al movimiento.

Cómo usar este libro

- Ve leyendo los capítulos progresivamente para entender la importancia de los hábitos y cómo estos influyen más de lo que crees.

- Aplica una mejora por semana. La constancia gana a la perfección. No busques cambiar todo de un día para otro porque terminarás fracasando.

- El objetivo de este libro es darte conocimientos para que aprendas a cuestionar y reflexionar lo que se lleva haciendo desde hace años y quedarte con lo que más te guste para aplicarlo y obtener los mejores resultados posibles en tu caso.

PARTE I
¿CÓMO FUNCIONA LA RODILLA?

CAPÍTULO 1

Tu rodilla no es frágil.
Pierde el miedo

D urante mucho tiempo nos han hecho creer que la rodilla es una estructura débil, que se daña con facilidad y que hay que proteger en todo momento. Sin embargo, la realidad es muy distinta. La rodilla no es frágil, por lo que entender esto es el primer paso para dejar atrás el miedo al movimiento.

Para comprender cómo funciona, resulta útil imaginarla como un pequeño **ecosistema** en el que conviven huesos, cartílagos, meniscos, ligamentos, tendones y músculos, todos ellos coordinados por el sistema nervioso. Como ocurre en cualquier ecosistema, no tiene un equilibrio fijo, sino que **se adapta constantemente al entorno**. En ese entorno se incluyen aspectos tan cotidianos como las horas que duermes, la alimentación que eliges, el nivel de estrés al que te enfrentas, la luz que recibes, la cantidad de pasos que das cada día o la fuerza que aplicas al moverte. Todos estos factores influyen, y mucho, en la salud de la rodilla.

Voy a compartir un ejemplo para que se entienda mejor. Muchas veces me consulta gente y me pide que le aconseje algún ejercicio de cuádriceps y glúteo medio para su rodilla lesionada. Como tiene algún problema, le han dicho que potencie esos dos músculos. Lo primero que hago siempre en la valoración previa es preguntar a la persona sobre su día a día. Esta persona, de 1,75 cm y unos 90 kg de peso, dice lo siguiente:

- «Duermo normalmente unas seis horas: me acuesto sobre la una y a las siete estoy en pie».
- «De diario me suelo beber dos cervezas para comer y una para cenar. Y como lo típico» (veremos más adelante cuánto de verdad hay en la mítica frase de «yo como bien»).
- «De entrenamiento de fuerza no hago nada; el gimnasio me da pereza, me aburre».
- «En el día a día no me muevo mucho; estoy bastante sentado y cuando me levanto es cuando me duele la rodilla».

Solamente con esta información (si también es tu caso) puedo asegurarte que por hacer dos o tres ejercicios de cuádriceps o glúteo medio poco vas a mejorar.

Y es que los humanos solemos buscar soluciones simples y mágicas para problemas complejos; y, si conllevan poco esfuerzo, mejor. Así que, si estás leyendo este libro, siento decirte que no vas a encontrar soluciones mágicas ni te podré ofrecer cuatro superejercicios para dejar de sentir para siempre molestias en la rodilla. Porque no funciona así. A pesar de todo, te entiendo. Me encantaría poder decirte que te pongas una rodillera para jugar al pádel y que con eso ya está todo solucionado. Pero, si tienes este libro en las manos, es para hacer un cambio real de mentalidad y mejorar tu salud de rodilla (y la salud en general) a largo plazo.

Veamos cómo se ha generado esa sensación de fragilidad a la que aludía en nuestra sociedad. Sé que empiezo con un mensaje que podría desconcertar a algunas personas, pues no es habitual que las primeras líneas de un escrito de un profesional de la salud hablen más de fragilidad que de empoderamiento.

Sé que sigue habiendo mucho debate con los problemas de rodilla, pero, por desgracia —y aunque no debería ser así—, muchos médicos siguen haciendo uso de comentarios catastrofistas cuando una persona acude a ellos: «Lo siguiente es una prótesis», «Tienes la rodilla de una persona de setenta años», «Tienes bastante desgaste del cartílago, así que deja de entrenar para no empeorar aún más», «Tienes el menisco dañado, así que procura evitar los ejercicios de impacto en la rodilla», etc. ¿Qué generan esos comentarios en pacientes que desconocen los entresijos del cuerpo humano y su capacidad de adaptación? Hacen que crean que están en un muy mal estado y que, si siguen moviéndose, le tendrán que acabar poniendo una prótesis.

Permíteme que haga *spoiler* de la historia: no tiene por qué ser así. Puedes entrar en cualquier base de datos científica y teclear «ejercicio + [la lesión que tengas]». Verás que estoy en lo cierto. Sé que la situación está cambiando y que cada vez hay más facultativos actualizados que saben de la importancia del ejercicio y, sobre todo, de la importancia de una buena comunicación con el paciente. Pero la realidad es que, si te trata uno que descuide la buena comunicación, puede acabar haciéndote más mal que bien. Es duro decirlo, pero es así. Puedes llegar a sentir que tu lesión es tal que el movimiento te va a dañar más y que, por lo tanto, lo mejor es parar, comprarte una rodillera y, si acaso, exponerte a un sinfín de terapias pasivas (magnetoterapia, ondas de choque, masajes) para estar bien. Lo único que vas a provocar es un círculo vicioso, la pescadilla que se muerde la cola.

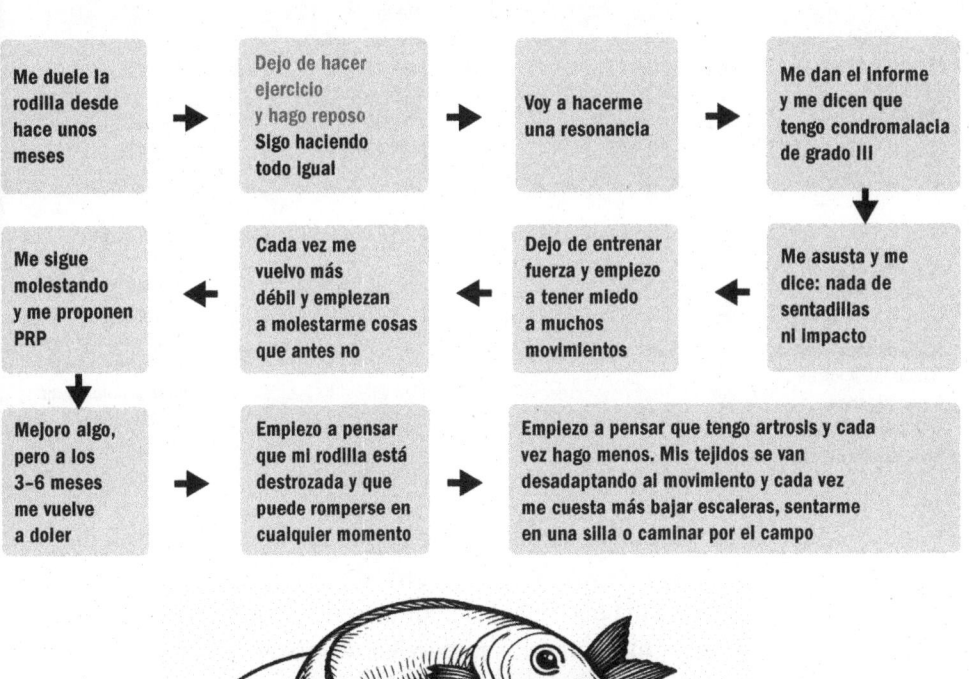

Este es el círculo vicioso que me encuentro la mayoría de las veces con la gente que ha encontrado a profesionales que no han mantenido una comunicación adecuada y por eso acude a mí, desesperada tras llevar bastante tiempo con molestias y habiendo perdido calidad de vida. Muy a menudo esto sucede por el desconocimiento de la persona con respecto a la lesión y por no saber qué hacer. Imaginemos ahora que, en la primera visita con el profesional, esta persona aborda el asunto de una manera bien distinta, diciendo algo como esto: «Bueno, ahora mismo puede ser que moleste porque se ha generado cierta inflamación, pero poco a poco hay que ir volviendo a la actividad habitual. Intenta a partir de ahora modular el ejercicio para que cada vez puedas ir haciendo más y así permitir que tus tejidos y musculatura se adapten a las demandas de tu trabajo o deporte». Con seguridad saldrías con una visión bien distinta de la consulta.

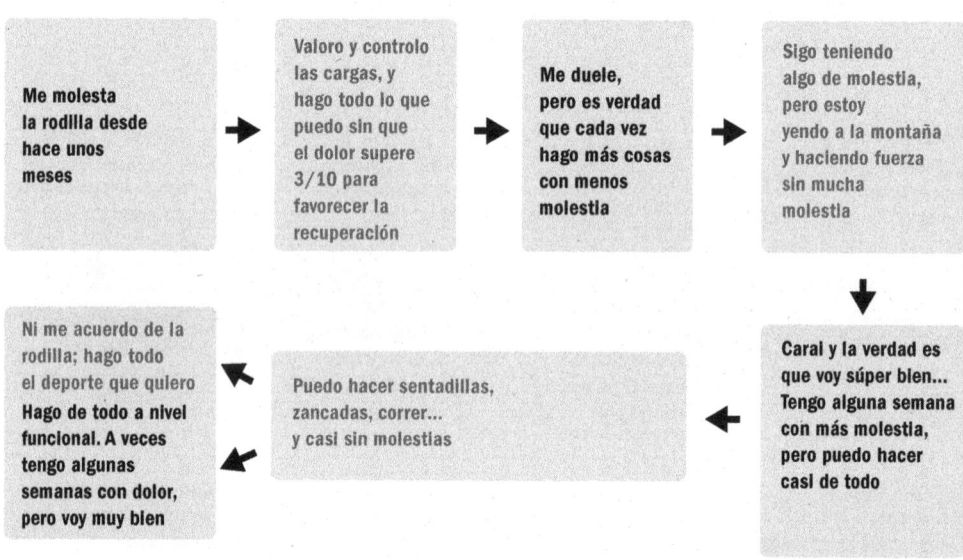

Valora bien los dos escenarios que te planteo (gráfico de esta página y el de la anterior) y reflexiona acerca de cuál crees que puede empeorar la vida de una persona. Lo peor de todo es que a veces solo en una consulta de cinco minutos te pueden destrozar la vida y hacerte creer que eres frágil el resto de tu vida. No se puede olvidar la gran cantidad de evidencia científica que existe y el papel de la mecanotransducción en el organismo, es decir, cómo gracias al movimiento progresivo los tejidos se adaptan para hacerse más fuertes y resilientes.

CAPÍTULO 2

Ideas clave para entender cómo funciona la rodilla.

Adaptación y daño en los tejidos

Adaptación

Los tejidos del cuerpo se exponen a un diálogo constante entre sí y con el resto del organismo, en función de la carga a la que los sometemos, cuyas consecuencias son las siguientes:

→ Demasiada carga, muy poco tiempo = irritación, inflamación y molestias.

→ Muy poca carga, demasiado tiempo = desentrenamiento y pérdida de capacidad de tolerar estrés en los tejidos (incapacidad para saltar, correr o hacer sentadillas, entre otros ejercicios).

En este contexto, la **progresión** es el idioma que mejor entiende el cuerpo y el que debes aprender para poder volver a ganar en calidad de vida. Vamos a verlo a través de dos ejemplos claros.

Primer caso. El primer ejemplo surge de mi experiencia a la hora de ayudar en las tareas del campo. Mi abuelo siempre ha tenido olivos y todos los años íbamos a echarle una mano para recolectar aceitunas para producir aceite. A mí me gustaba muchísimo porque era una especie de tradición familiar para la que nos juntábamos toda la familia. Ahora bien, acababas exhausto. Daba igual que tuvieses cincuenta años, como mi padre o mi tío, ochenta, como mi abuelo, o veinte, como era mi caso (por aquel entonces ya iba al gimnasio y estaba relativamente en forma). Tras los primeros días te dolía todo el cuerpo: cuello, lumbar, manos… Aunque yo estuviese en forma, mi cuerpo no estaba adaptado a esa actividad y de un día para otro pasaba a someter al organismo a ocho horas de un tipo de actividad de alta intensidad. Pero, conforme iban pasando los días, me iba adaptando y esas molestias iban a menos: me cansaba menos y podía tolerar mejor el trabajo.

Con lo que acabo de exponer quiero que entiendas la capacidad de adaptación del cuerpo humano, tan importante que gracias a ella hoy, como especie, estamos aquí.

¿Significa esto que tienes que empezar a entrenar ocho horas al día y aguantarte las molestias? Obviamente no, ya que este tipo de actividad física puede agravarte las lesiones que padezcas. Lo esencial será encontrar un punto ideal de movimiento y entrenamiento de fuerza que te permita moverte cada vez más y con menores molestias.

Segundo caso. El segundo ejemplo parte de mi experiencia como alguien que sale a correr. Si una persona nunca ha corrido, no puede hacer veinte kilómetros para empezar a entrenar (si lo quieres hacer bien, claro está). Lo correcto es avanzar de forma progresiva: empiezas con pocos minutos, alternas correr y andar, buscas hacer un mínimo de dos días de trabajo de fuerza por el beneficio que se obtiene a la hora de correr… Y, conforme van pasando las semanas, vas sumando más kilómetros. Das tiempo a que el organismo se estrese, recupere y se adapte para que puedas ir tolerando distancias cada vez mayores.

Espero que estos ejemplos te sirvan para que comprendas mi enfoque a la hora de abordar una lesión de rodilla: has de buscar ese punto óptimo para volver a tolerar cosas que antes hacías sin molestias. Y, para ello, nuestras mejores cartas serán un buen trabajo de fuerza adaptado, unos buenos hábitos y educación.

Daño en los tejidos

Vamos a empezar este subapartado con un mantra que me gustaría que recordaras en todo momento:

→ **Dolor no es sinónimo de daño o lesión**

Esto quiere decir que, aunque sientas dolor en la rodilla, no tiene por qué significar que haya necesariamente un daño. El dolor es una **señal de protección del cuerpo humano**, no un parte médico. El problema es que muchas veces creemos que el dolor que sentimos solo puede causarlo un tejido dañado. Pero no es así.

El dolor puede aumentar por factores biológicos (carga), psicológicos o sociales (falta de sueño, estrés, consumo de alcohol y tabaco, expectativas, ansiedad, miedo...). Aprenderás a usar el dolor como semáforo, no como freno de mano irreversible.

Lo que te he dicho ¿te ha sorprendido? «¿Cómo va a ser eso posible?» es una frase habitual que muchos pacientes nos dicen cuando nuestro equipo de fisioterapeutas les explica lo que sabemos sobre el dolor y los factores biopsicosociales. Y los entiendo. Yo mismo, antes de recibir las primeras formaciones sobre neurofisiología del dolor, me encontraba en el mismo punto. Siempre habría creído que cuando algo duele es porque hay algo dañado; si me caigo y me hago una herida, me duele. Muchas veces es así (ante golpes, traumatismos, heridas...), pero hay otras muchas ocasiones en que no es así.

Para explicar mejor mi argumento, es decir, que hay una cantidad ingente de factores que influyen en el dolor, te presento el modelo biopsicosocial, fruto del trabajo de uno de los mayores investigadores sobre el dolor en el mundo, que se centró en los factores que influyen, en concreto, en el dolor lumbar. Por eso, cuando alguien te dice que la causa de tu dolor es una en concreto, duda de sus palabras, ya que hay miles de factores que influyen y difícilmente se podrán saber con exactitud cuáles son los desencadenantes de un dolor en concreto. El siguiente diagrama podría servir, *grosso modo*, para cualquier tejido.

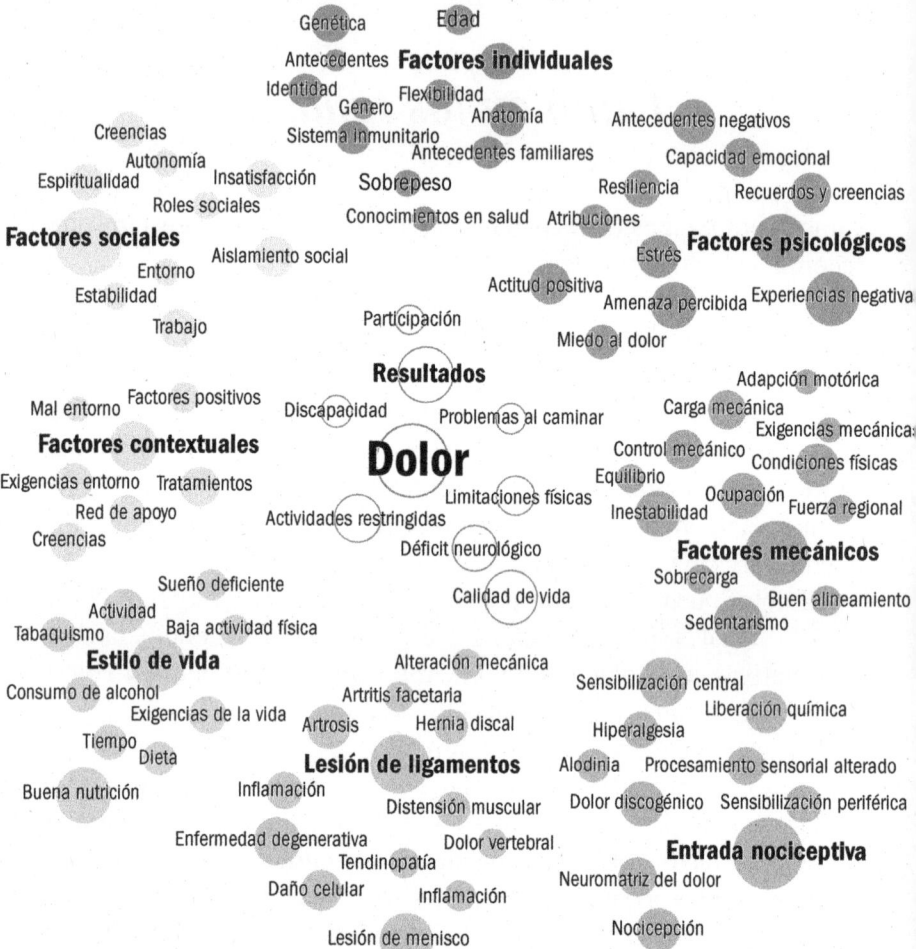

Representación conceptual de la interacción entre biomecánica y dolor lumbar. Adaptado de Powers *et al.* («Can Biomechanics Research Lead to More Effective Treatment of Low Back Pain? A Point-Counterpoint Debate», *JOSPT*, 2021).

Dicho esto, lo cierto es que se pueden localizar muchos de los factores que pueden estar afectándote para modularlos y que empieces a mejorar. Pero deja de creerte las típicas afirmaciones del tipo «Te duele porque te falta vasto interno», «Te duele porque tienes desgaste del cartílago», «Te duele por el impacto» porque muchas veces hará que actúes por desconocimiento.

Evidencias científicas que certifican que el dolor no es sinónimo de daño o lesión

Para que sigas aprendiendo más e interiorizando que no existe necesariamente una relación directa entre sentir dolor y que haya un daño o lesión, voy a ampliar un poco más la información, siempre basándome en hechos científicos.

Resonancias magnéticas que evidencian lesiones sin que haya dolor

En un estudio del fisioterapeuta e investigador médico A. G. Culvenor (y colaboradores), que publicó en 2019 en la *British Journal of Sport Medicine*, se tomó a 5300 personas asintomáticas (es decir, sin dolor alguno) y les hicieron una resonancia magnética de rodilla. Los resultados sorprendieron a todo el mundo, puesto que más del 50 % presentaba lesiones de la articulación. Vaya sorpresa, ¿verdad? Las lesiones más frecuentes fueron la condromalacia rotuliana, rotura de menisco y edema óseo.

Lo has leído bien: todas eran personas que no sentían ni una mínima molestia en la rodilla. Si el daño en el tejido fuese el causante principal del dolor, todo el mundo que tuviese tejido dañado lo sufriría. Pero, como hemos visto, esto no es así.

Al igual que en el caso de las rodillas, estos estudios se pueden extrapolar a otro tipo de lesiones en personas que no saben siquiera que las tienen. Por ejemplo, conforme pasan los años, la prevalencia de tener protrusiones o hernias discales en la columna vertebral aumenta hasta un 60 % en personas mayores de cuarenta años. ¿Y sabías que gran parte de las hernias o protrusiones se reabsorben con el tiempo? Es el caso también del famoso desgarro del tendón del músculo supraespinoso, que a partir de cierta edad la gran mayoría de la gente lo tiene —en algunos casos, incluso completamente roto— y ni siquiera lo saben.

Estos son solo algunos ejemplos bastante comunes para que dejemos de relacionar un daño en los tejidos con dolor, ya que no siempre es así. Es bueno que lo sepas porque puede cambiar tu forma de ver las cosas y hacer que empieces a dejar de hacerte mil pruebas e ir a mil sitios para que identifiquen «el tejido que te está causando dolor y que te lo reparen». El dolor es algo mucho más complejo que esto.

Expongo a continuación algo más para que entiendas bien lo que quiero decir y así dejes de ver el cuerpo humano como un robot al que le quitan o sustituyen las piezas para repararlo.

Miembros fantasma y dolor

Otro caso curioso que también te va a sorprender mucho, y que te ayudará a entender el organismo humano desde otra perspectiva, es el de los miembros fantasma.

El **miembro fantasma** es un fenómeno que les ocurre a personas a las que les han amputado un brazo, una pierna o incluso un dedo, pero que siguen sintiendo esa parte del cuerpo como si todavía la tuvieran. Lo sorprendente es que no solo tienen sensaciones como calor o movimiento, sino que también pueden sufrir **dolor intenso**.

Esto sucede porque el dolor no depende únicamente del tejido, sino del **cerebro y el sistema nervioso**, que conservan el mapa de todo el cuerpo. Aunque el brazo haya desaparecido, el cerebro sigue recibiendo y generando señales como si aún estuviera presente. Es como si el organismo no se hubiera enterado de que esa parte ya no está. Este ejemplo extremo demuestra que el dolor **no siempre refleja daño real en los tejidos**, sino que a veces no es más que una interpretación del sistema nervioso.

Sobre este tema podríamos hablar largo y tendido, ya que es fascinante ver cómo funciona el sistema nervioso central en lo que respecta a la generación de dolor. Por ello, si este tema te atrae especialmente, te recomiendo que consultes las investigaciones del grupo NOI Grou, de Peter O' Sullivan o de grandes fisioterapeutas divulgadores de nuestro país, como Mar Flores, Álvaro Pinteño o Álvaro Rodríguez, entre otros, que te ayudarán a entender el dolor de una forma tal vez inesperada. Cuanto más conocimiento atesores, menor incertidumbre tendrás durante la recuperación. Esto es una de las cosas que hacemos mi equipo y yo con nuestros clientes, educarlos sobre su lesión para que entiendan el proceso que les espera, ya que tomar conciencia del proceso cambia los resultados por completo.

El dolor no siempre es malo

Muchas veces el dolor persiste no porque la rodilla empeore cada vez más, sino porque **el sistema nervioso se ha sensibilizado.** Esto significa que tu cerebro y tus nervios se han vuelto más protectores de la cuenta. Es como si el sistema de alarmas de una casa estuviese tan sensible que se activara con el viento o con el vuelo de un pájaro. El dolor, en estos casos, no refleja un daño grave, sino un mecanismo de protección exagerado.

Por eso, las molestias **leves** (por ejemplo, de un rango de 3 o 4 sobre 10 en la escala de dolor) **pueden ser tolerables e incluso útiles para poder progresar**, ya que muestran que estás estimulando los tejidos sin sobrecargarlos. Ese rango de molestias nos sirve como guía. Por lo tanto, cualquier mínima molestia que sientas no implica que la lesión esté empeorando y que debas dejar de moverte o entrenar. Más bien, debes adaptar los entrenos para poder hacer cada vez más cosas sin que aumenten las molestias.

No debes obsesionarte con el número de la escala de dolor a cada momento, sino **analizar la tendencia a lo largo de las semanas:** comprobar que cada vez puedes hacer más cosas (andar más tiempo, subir más escaleras, entrenar con más peso o jugar más rato con tus hijos) con igual o menor molestia. Esa mejora funcional es el verdadero marcador del progreso y lo que nos dará información de si los tejidos se van adaptando o no.

Te lo explico a través de un ejemplo. Imagina que en la primera semana te molesta la rodilla; sientes un 5 sobre 10 subiendo escaleras, empiezas a entrenar y ves que en la sexta semana puedes subir escaleras sin apenas sentir molestia (un 1 sobre 10). Aunque aún sientas molestias, la mejora indica que tus tejidos han ganado tolerancia a la carga y te van a permitir ir recuperando tu calidad de vida.

Falsos mitos

Como en todas las disciplinas relacionadas con la salud, existen un sinfín de mitos que deben conocerse, pues la desinformación genera desorientación.

Cruje, así que está mal

Este es uno de los miedos más comunes. Notas un crujido en la rodilla y automáticamente piensas que algo se está rompiendo por dentro. Pero la realidad es otra. Los crujidos articulares son **muy frecuentes**, incluso en personas sin dolor ni lesiones. Pueden deberse a burbujas de gas dentro de la articulación, a tendones que se mueven o a pequeños cambios de presión. En la mayoría de los casos **no indican daño ni empeoramiento de una lesión**.

Lo importante no es si la rodilla suena, sino **cómo responde**: si hay dolor persistente, inflamación continuada o pérdida clara de función. Hay muchísima gente con rodillas que no crujen y sienten mucho dolor, y otras personas con rodillas que crujen y están en perfectas condiciones. El ruido por sí solo no es el problema. Siempre debemos comprobar si el crujido se acompaña de dolor y pérdida de la función; en esos casos, no hay duda de que debemos visitar al especialista.

Las sentadillas destrozan las rodillas

La sentadilla se ha ganado una mala fama que no merece. No porque sea peligrosa, sino porque muchas veces se ha usado **sin cabeza**. La sentadilla no es buena ni mala. Se trata de una **herramienta**. Y, como cualquier herramienta, todo depende de **cómo, cuándo y cuánto** la uses.

El verdadero problema no es la sentadilla, sino:

- Soportar demasiada carga demasiado pronto.
- No respetar los tiempos de adaptación.
- Recurrir a ella cuando el cuerpo aún no está preparado para tolerarla.

Obviarla por miedo no protege la rodilla. De hecho, suele implicar lo contrario: la vuelve más débil y menos tolerante. Bien dosificada y bien introducida, la sentadilla es una de las mejores formas de preparar la rodilla para la vida real: sentarte, levantarte, subir escaleras, cargar peso o practicar deporte. Lo que ha sucedido es que se trata del ejercicio que peor prensa ha tenido y que todo el mundo conoce, lo que ha llevado a muchos a eliminarlo cuando, en realidad, no era la solución. Es más, la mayoría de los pacientes con los que he trabajado y a quienes se la habían prohibido consiguieron reducir las molestias y ganar en calidad de vida gracias a esta y a otras muchas variantes del mismo ejercicio.

Correr desgasta la rodilla

Este mito está muy extendido, pero la ciencia lleva años desmontándolo. **Correr, cuando hay una buena preparación previa, no se asocia a un mayor riesgo de artrosis.** De hecho, en muchas personas puede tener un efecto protector.

El cartílago no es un tejido muerto. Responde a la carga. Gracias a un proceso llamado mecanotransducción, **el cartílago se adapta** cuando recibe estímulos progresivos: mejora su calidad, su organización y su capacidad para soportar impacto.

El problema no es correr, sino **cómo** se hace:

- Correr sin preparación previa.
- Progresar en muy poco tiempo.
- No respetar los descansos.
- Correr sin hacer nada más el resto del día.

Como casi todo en el ámbito de la salud, **la dosis hace el veneno.** Bien gestionada, esta práctica deportiva puede ser una aliada, no una enemiga. El ser humano se adapta continuamente al entorno, por lo que correr puede ayudar a tolerar mejor el impacto si se introduce bien.

Con el menisco lesionado, olvídate de saltar

Las resonancias han hecho mucho daño. Muchas personas creen que si el menisco no está en perfectas condiciones ya no pueden volver a saltar, flexionar o hacer torsión de rodilla o deporte. Sin embargo, hay deportistas de alto nivel compitiendo con un menisco operado, suturado o con cambios estructurales visibles en imagen.

La clave no es lo que figure en la resonancia, sino **cómo funciona tu rodilla y qué síntomas tienes**. La imagen no manda por sí sola. Mandan la función, la tolerancia a la carga y la progresión.

Saltar no es un movimiento que deba prohibirse. Es un estímulo que hay que **reintroducir a su debido momento**, de forma progresiva, empezando por ejercicios sencillos y controlados. Prohibirlo para siempre solo genera miedo, pérdida de capacidad y una rodilla cada vez menos preparada para la vida real.

Todos nuestros pacientes con lesión de menisco han introducido actividades de impacto de forma inteligente, ya que no es el mismo impacto empezar a correr sin preparación alguna y que moleste que introducir ejercicios de impacto de manera progresiva para que los tejidos sean más eficientes y puedan tolerarlo.

Si duele, es que algo se está rompiendo

Este es probablemente el mito más peligroso. Porque genera miedo. Y el miedo al movimiento es uno de los mayores frenos de cara a la recuperación.

El dolor no siempre significa daño. Muchas veces es tan solo una señal de que el sistema necesita **ajustes**: reducir un poco la carga, dormir mejor, espaciar los entrenamientos, mejorar la progresión. Es decir, no se trata de una orden que implique parar para siempre.

Cuando interpretas cada molestia como una rotura, empiezas a evitar movimientos. Evitas moverte, te vuelves más rígido, pierdes fuerza y tolerancia... y, al final, la bola de nieve se hace cada vez más grande: **te duele más al menor estímulo**.

Entender que el dolor puede ser información —no una amenaza— cambia por completo la relación que tienes con tu rodilla. No se trata de ignorarlo, sino de **escucharlo sin miedo**, ajustar lo que sea necesario y seguir avanzando.

PARTE II
HÁBITOS PARA FORTALECER LA RODILLA

CAPÍTULO 3

Los hábitos.
Una medicina silenciosa

Por qué los hábitos son más importantes incluso que el entrenamiento

C uando hablamos de mejorar la rodilla, lo primero que suele venirnos a la cabeza es **entrenar más** o hacer ejercicios específicos. Pero muchas veces olvidamos algo que marca aún más la diferencia: **cómo vives el día a día.**

El cuerpo no solo se adapta a lo que haces en el gimnasio. También, con lo que haces las otras veintitrés horas del día. Y ahí es donde aparece el concepto que llamamos **«entrenamiento invisible».**

Se trata de todo lo que haces, además de tus sesiones de ejercicio, que condiciona la calidad de tu recuperación y la capacidad de tus tejidos para adaptarse:

- Dormir bien.
- Comer alimentos que nutran, no que inflamen.
- Moverte cada cierto tiempo en lugar de pasar ocho o diez horas sentado.

- Exponerte a la luz solar y a la naturaleza.
- Saber gestionar el estrés para que no se acumule en forma de tensión y dolor.

A veces pensamos que la clave de la recuperación está en entrenar más duro o en encontrar el «ejercicio mágico», pero lo que realmente mejora los resultados es **cuidar estos hábitos**. De nada sirve hacer tres sesiones de fuerza a la perfección cada semana si duermes cinco horas diarias, comes cualquier cosa, bebes alcohol muy a menudo o permaneces sentado todo el día.

Piensa en tu rodilla como si se tratase de una planta: el entrenamiento es como regarla, pero el sueño, la comida, la luz y el descanso son la tierra, los nutrientes y el sol. Si descuidas eso, da igual que la riegues mucho, porque nunca crecerá fuerte.

Por eso, antes de hablarte de ejercicios o progresiones más específicas, quiero que entiendas que **los hábitos del día a día son la verdadera medicina silenciosa**. Esto no lo muestra una resonancia ni nadie te los recetará en una consulta de cinco minutos, pero son esenciales para mejorar.

Principios y hábitos para mejorar la condición física de tu rodilla

Como hemos visto, tu lesión y cómo muchos profesionales la abordan no debería marcarte la vida ni hacerte creer que ya nunca podrás volver a hacer actividades que antes hacías. En cambio, deberás atenerte a ciertos principios para volver a tolerar esas actividades.

A continuación comparto algunos factores que sí influyen en una adecuada mejoría a largo plazo; insisto en el largo plazo porque no hay soluciones mágicas que hagan que te recuperes en cuestión de unas pocas semanas.

Principios esenciales para mejorar las lesiones de rodilla

- **Dosis de carga.** El tipo de entrenamiento, volumen e intensidad, así como la frecuencia de esos estímulos, serán los factores esenciales que, combinados de la forma adecuada, permitirán encontrar una dosis óptima y, a partir de ahí, progresar cada semana.

- **Variedad de movimiento.** En mi opinión, que hago extensible a la filosofía de nuestra empresa, ampliar las diferentes formas de moverte y huir de los pocos típicos ejercicios tradicionales (sentadilla, peso muerto, *hack squat*, *press* de banca…) será necesario para que tu cerebro empiece a saber que se puede mover de muchas formas sin dolor, generando una riqueza de movimientos.

- **Trabajo de todo el cuerpo.** Mucha gente solo se centra en la estructura lesionada (rodilla) y su entorno (isquios y cuádriceps), pero si de verdad quieres mejorar debes fortalecer todo el cuerpo: tobillo, cadera, *core*, tren superior; todo ello es clave a la hora de que el cuerpo se adapte y funcione mejor. Huye de los tres ejercicios típicos de cuádriceps.

- **Ciclos biológicos.** Dormir entre siete y nueve horas y exponerse a diario a la luz solar reduce el volumen de la alarma del dolor. Debes saber que el entrenamiento es un estresor para el cuerpo, es decir, se necesita un tiempo de recuperación para generar la adaptación positiva. Si entrenas con intensidad, pero luego desatiendes por completo el entrenamiento invisible, los resultados se resentirán.

- **Nutrición.** Prioriza la proteína de calidad, las frutas y verduras, las legumbres y las grasas saludables. El estilo de vida también «habla» con tu rodilla lesionada, por lo que un estado proinflamatorio generará más probabilidad de molestias y dolor.

Quisiera incidir en un factor que para mí es crucial: el sueño. Tras años de trabajo considero que es el aspecto en el que la gente más falla y tal vez se trate del factor más importante. En este sentido, recuerdo el caso de Marcos, un joven de treinta y dos años. Cuando nos visitó por primera vez lo único que quería era entrenar, si podía ser, seis días en semana, ya que su meta era recuperarse rápido. Pensaba que tenía que entrenar todos los días a un alto nivel (la consigna de *no pain, no gain* [«sin dolor no hay avances»] ha hecho más mal que bien) y que, si lo cumplía, sería imposible no recuperarse en muy poco tiempo.

Sin embargo, su razonamiento no era el acertado. Ahora sé que entrenar tres o cuatro días en semana es más que suficiente si se cumple con la intensidad. Creer que se debe entrenar todos los días a un nivel de intensidad muy elevado es un error, ya que en la mayoría de los casos no se permite que el organismo se recupere y los tejidos se adapten y reparen. Y, para ello, el sueño es un factor clave. Por lo tanto, intenta priorizar una buena rutina de sueño y garantizar siete u ocho horas diarias al menos, ya que será el mejor suplemento que puedas tomar.

Al final Marcos empezó a entenderlo y pasó de entrenar seis días en semana al máximo nivel de intensidad a entrenar tres días de manera intensa, alternando algunos días de poca carga con énfasis regenerativo, a dar paseos por algún parque o en medio de la naturaleza, a cumplir con las ocho horas de sueño al día y a cuidar la alimentación (aprendió a ajustar los alimentos en función de cuánto se movía). Esto se conoce como entrenamiento invisible, uno de los factores más importantes de cara a una adecuada recuperación de una lesión. Todo ese trabajo que no ves y al que no das tanta importancia (gestión del estrés, luz solar, sueño, nutrición acorde a la actividad) tiene más relevancia de lo que crees.

Hábitos esenciales para una buena salud articular y muscular

- **Sueño y estrés.** Trata de dormir la mayor parte de los días siete u ocho horas durante la noche y haz pequeñas siestas de quince minutos. El poder del sueño es una de las mejores medicinas con que contamos hoy en día.

- **Progresión en los entrenos.** Intenta cumplir con tres entrenamientos de fuerza bien estructurados a la semana y ve progresando para hacer que tus tejidos vuelvan a ser tolerantes a la carga. Por ello, la intensidad es clave para que se produzcan las adaptaciones.

- **Luz y naturaleza.** Exponte a entre diez y veinte minutos de luz solar matinal y camina en espacios exteriores —parques o zonas verdes—, ya que mejoran el bienestar y reducen los biomarcadores del estrés.

- **Alimentación.** Si tuviese que reducirlo a un concepto, sería el de «comida real»: intenta reducir al máximo posible los ultraprocesados y favorece el consumo de alimentos frescos.

- **Mantente activo.** Intenta moverte durante el día (desplázate a pie, usa las escaleras, haz pequeños paseos cuando estés mucho tiempo sentado...). En España la media de pasos al día de una persona sedentaria es menos de cuatro mil, lo que afecta negativamente a la lesión. El ser humano debe moverse y estar activo, no pasar la mayor parte del día sentado.

Un caso de mejora aplicando buenos hábitos y principios

Fernando, de cincuenta años, vino a nosotros tras siete años yendo de un lado a otro, sufriendo un sinfín de altibajos y creyendo que le iban a tener que poner una prótesis antes o después. Había empezado a tener unas pequeñas molestias en la rodilla que no cesaron haciendo reposo durante un tiempo. No entrenaba nada de fuerza y en aquel entonces pensaba que si le dolía era porque tenía algún tipo de daño en la rodilla. Así que pidió cita con el traumatólogo. Este le exploró la articulación y le mandó someterse a una resonancia magnética. Los resultados decían que tenía condromalacia rotuliana en grado IV en ambas rodillas, la causa del dolor que sentía. En consecuencia, el facultativo le hizo las recomendaciones de marras: «Tienes las rodillas de una persona mayor. Si sigues así, cada vez estarás peor», «Deja de hacer sentadillas» (curiosamente, a una persona que ni siquiera entrenaba), «No bajes escaleras y, si quieres fortalecer, haz bici o natación».

Cabe imaginar la reacción de Fernando: salió de la consulta creyendo que tenía unas rodillas muy frágiles y con el concepto de que, si se movía mucho, iba a destrozárselas, por lo que cada vez fue haciendo más vida sedentaria. Dejó de subir escaleras y siempre tomaba el ascensor, se ayudaba de las manos cuando se iba a levantar de la silla para no hacer sentadilla alguna y cualquier mínima molestia que tenía creía que implicaba un mayor daño en el cartílago. Por lo que cada vez sus tejidos se fueron debilitando más y fueron perdiendo tolerancia a la carga, lo que le generó más molestias en su día a día al limitar aún más los movimientos.

Cada vez se encontraba peor, por lo que volvió a acudir a la consulta, donde le dijeron que era raro que le doliera más (después de haberle prohibido entrenar). Por lo que decidieron recurrir a la solución mágica en muchos casos: las infiltraciones. Empezaron a infiltrarle, pero, tras mejorías de dos o tres meses, volvía al punto inicial, ya que los efectos de las infiltraciones rondan entre tres y seis meses, si la persona responde satisfactoriamente a la infiltración. Y así pasaron años y años. Fernando no mejoraba y cada vez iba a peor. Llegó al punto de que para levantarse de una silla debía agarrarse con las manos y no podía tumbarse en la playa porque le resultaba una odisea levantarse.

Precisamente esto es lo que mi equipo y yo criticamos, la filosofía de prohibir movimientos, hacer a la gente dependiente de una medicación o terapias pasivas y según la cual la persona no es partícipe de su proceso a través de la educación y el movimiento. Pero, como he comentado anteriormente, cada vez hay profesionales sanitarios más actualizados que empoderan al paciente.

Desesperado, a Fernando le informan de nosotros y decide darnos una oportunidad. En la primera visita nos dice esto: «Vengo por recomendación, pero que sepas que mi caso no tiene solución». Ante estas circunstancias, decido ponerlo en ese momento a entrenar mediante ejercicios que no le generen mucha amenaza: peso muerto con pesa rusa, remo en polea en posición de sentadilla, *step* de 30 cm tan solo con su propio peso, trabajo de movilidad en posición de zancada tratando de que no se dé cuenta…

Al terminar la sesión, le digo: «Pues parece que sí que puedes hacer cosas para no tener solución». Puso cara de asombro. Llevaba siete años creyendo que no podía hacer nada por los comentarios que había recibido de los especialistas y porque, cuando se apuntó a un gimnasio para fortalecer, sucedió lo habitual: empezó a hacer máquinas de piernas y comenzó a sentir un dolor incapacitante porque lo que hacía no estaba adaptado a sus circunstancias.

Estoy compartiendo este caso no para demostrar que mi equipo y yo somos los mejores, sino para hacerte ver que recurrimos al movimiento controlado y a la educación, dos elementos que todos tenemos al alcance, y de manera gratuita.

Tras siete años de sufrimiento, este fue el punto de partida para Fernando, que pudo volver a sentarse y levantarse de la silla sin dolor, tumbarse en la playa sin pensar en las rodillas, levantar más peso que antes de la lesión, saltar, e incluso levantarse de una silla con una pierna con peso (cuando antes no podía ni con ambas). Y todo lo logró él con su propio esfuerzo. Confió en el proceso y fue partícipe de su recuperación sabiendo que la vía principal para volver a recuperar su calidad de vida es el esfuerzo, una buena guía y el movimiento. Podéis ver su progresión y el caso con detalle en las historias destacadas de Instagram en el apartado de cartílago de la cuenta de @baumovment o @baumovment_team.

En los próximos capítulos de esta parte estudiaremos uno a uno estos hábitos tan importantes para la rodilla y la salud en general.

Cuadro práctico — Los diez principios del libro

1. Muévete **cada día**: intenta dar más de ocho mil pasos.

2. Duerme **entre siete y nueve horas diarias** y exponte a la luz solar de la mañana.

3. Progresa **poco a poco** y ten paciencia.

4. Usa el **semáforo del dolor** (procura siempre que las molestias estén por debajo del 5 sobre 10).

5. Entrena **todo el cuerpo, no solo la rodilla**.

6. Ingiere **comida nutritiva** y suficiente proteína.

7. Gestiona el **estrés** (organiza la semana, aprende a decir no, prioriza tareas).

8. Exponte a **espacios exteriores y a la naturaleza** cuando puedas.

9. **El trabajo de fuerza bien organizado es tu aliado.**

10. Sé **paciente y constante**: el cuerpo aprende con repetición y habrá momentos de altibajos.

Puedes exponer estos principios a la vista, por ejemplo, en la puerta de la nevera.

Herramientas — Autoevaluación inicial

A) Puntuación de hábitos (puntúa entre 0 y 2 por ítem)

- **Sueño nocturno:** 7-9 h
- **Exposición a la luz solar:** ≥10-20 min
- **Pasos diarios:** ≥7000-10 000 pasos
- **Fuerza:** 2-3 veces/semana
- **Comida real predominante**
- **Alcohol y ultraprocesados:** poco/ocasional
- **Estrés gestionado** o **piloto automático**

Total sobre 14

→ **0-5:** empezamos por la base

→ **6-10:** vamos bien

→ **11-14:** afinamos y especificamos

B) Diario simple de carga (7 días)

Ve apuntando a diario lo siguiente:

- **Fecha** • **Tarea** (andar/correr/pádel/fuerza...) • **Volumen** (min/km/series) • **Intensidad** (baja/media/alta) • **Dolor durante la actividad** (0-10) • **Dolor al día siguiente** (0-10)
- **Notas varias** (calidad del sueño, nivel de estrés, terreno).

CAPÍTULO 4

Dormir.
El poder del sueño y los ciclos biológicos

S i alguien me preguntara cuál es el **hábito más infravalorado** en la recuperación de una lesión de rodilla, no dudaría en afirmar que se trata del **sueño**.

Puedes hacer los mejores ejercicios, seguir la dieta más adecuada o usar la tecnología más avanzada, pero, si duermes mal y poco, tu cuerpo nunca podrá adaptarse bien.

El sueño no es tan solo descansar. Es el momento del día en el que tu organismo activa sus **mecanismos de reparación y adaptación**:

- Libera hormonas anabólicas, como la hormona del crecimiento, esenciales para la reparación de los tejidos.
- Consolida los aprendizajes motores: se fija en el sistema nervioso lo que se ha practicado en los entrenamientos.
- Regula los procesos inflamatorios: reduce la sensación de dolor y rigidez.
- Refuerza el sistema inmunológico: protege frente a infecciones que también pueden ralentizar la recuperación.
- Recarga la energía física y mental para afrontar el día siguiente.

Cuando alguien me dice «Yo con cinco o seis horas voy bien», entiendo que su organismo **funciona a medio gas**. Como explica Matthew Walker en su libro *Por qué dormimos*, no hay nadie que a nivel genético sea capaz de rendir igual con la mitad de las horas de las recomendadas. Lo que ocurre es que el cuerpo se adapta a sobrevivir, pero así no puede prosperar:

- Se pierden reflejos.
- Aumenta la percepción del dolor.
- Se acumula fatiga física y emocional.
- Y lo más importante: **aumenta el riesgo de patologías** a medio y largo plazo (hipertensión, diabetes de tipo 2, depresión, deterioro cognitivo…).

En otras palabras, cada hora de sueño perdida es como si a tu rodilla le quitaras parte de su capacidad de recuperación. No lo notas en un día, pero sí en semanas o meses, cuando aparecen más molestias, más frustración y menos avances.

Ciclos biológicos y ritmo circadiano

Cuando hablamos del sueño, no solo importa cuántas horas duermes, también **cuándo** y **cómo duermes**.

Tu cuerpo sigue un reloj interno llamado **ritmo circadiano**, que se sincroniza con la luz y la oscuridad. Funciona así:

- **Luz natural por la mañana** → activa la energía, el estado de alerta y regula determinadas hormonas, como el cortisol, en dosis adecuadas.
- **Oscuridad nocturna** → aumenta la melatonina y prepara el cuerpo para reparar y regenerar.

El problema es que nuestro modo de vida actual desactiva este reloj. Por ejemplo, cuando:

- Duermes cada día a horas diferentes.
- Pasas la mayor parte del tiempo en espacios interiores.
- Te expones a pantallas brillantes justo antes de dormir.

Todo esto confunde al cerebro y altera los ciclos de sueño profundo y fase REM, que son precisamente los que **reparan los tejidos y fijan el aprendizaje motor**. Imagina que obligamos a un murciélago, un animal que vive de noche, a estar activo durante el día. ¿Qué pasaría? Seguramente se podría ir adaptando, pero **implicaría ir contra su naturaleza**: acumularía estrés, alteraría sus hormonas (más cortisol, menos melatonina) y acabaría desarrollando problemas de salud.

Eso mismo ocurre cuando se vive en contra de la biología: te acuestas de madrugada, no ves la luz del sol al despertarte o trabajas de noche sin prestar atención a tus ritmos. El cuerpo se adapta, pero a costa de pagar un precio en forma de cansancio, peor recuperación y más riesgo de patologías a medio y largo plazo.

Caso real

Javier, de cuarenta años, llegó a nuestro equipo sin saber por qué no mejoraba, sobre todo teniendo en cuenta que era graduado en Ciencias de la Actividad Física y del Deporte. Pretendía controlar muy bien sus entrenamientos de fuerza (entrenaba cinco días de fuerza intensos), pero cada vez su rodilla empeoraba más. Había empezado a sentir pequeñas molestias, que fue arrastrando hasta normalizarlas durante un año, creyendo que acabarían desapareciendo. Fortalecía muy bien las piernas, pero no conseguía mejorar. Al hablar un poco con él, supimos que dormía entre cinco y seis horas al día: se acostaba sobre la una y media o dos y se solía levantar en torno a las ocho.

El cambio comenzó no haciendo más ejercicio, sino convenciéndole de que priorizara el sueño. Pasó a entrenar tres veces a la semana con cierta intensidad. Incluimos sesiones de menor carga para ayudar a los procesos regenerativos, generamos cierta variabilidad en los ejercicios para que no se centrara tan solo en unos pocos patrones de movimiento y comenzó a dormir entre siete y ocho horas poco a poco. En pocas semanas empezó a notar menos molestias y, con el paso de los meses, fue fortaleciéndose con solo tres sesiones intensas a la semana. Sobre todo, aprendió a que más no es mejor, aspecto que a menudo cuesta entender.

En esto consiste el entrenamiento invisible: aquello que no se ve, pero multiplica todo lo demás.

Estrategias para
un sueño reparador

Dormir bien no es cuestión de suerte, sino de crear rutinas y un entorno que favorezcan el descanso. Aquí tienes algunas pautas clave y sus beneficios:

1. **Rutina fija**

   Acuéstate y levántate siempre a la misma hora, incluso los fines de semana.

   Beneficios: tu organismo aprende a predecir cuándo debe liberar melatonina y cuándo debe activarse, lo que mejora la calidad del sueño profundo. Con el tiempo, notarás que te despiertas con más energía y sin necesidad de tantas alarmas.

2. **Luz natural matinal**

   Dedica entre diez y veinte minutos a recibir el sol de la mañana, nada más levantarte.

   Beneficios: esta simple acción sincroniza el reloj biológico, mejora el estado de ánimo y ayuda a regular el cortisol. Incluso puede favorecer la producción de serotonina, precursora de la melatonina, que facilita el sueño por la noche.

   Intenta exponerte también a la luz cálida del atardecer (la de color rojo o anaranjado), ya que ayudará a calmar el organismo y favorecer la producción de melatonina más tarde.

3. **Pantallas fuera**

   Evita mirar el móvil, la táblet o el portátil al menos una hora antes de ir a dormir.

   Beneficios: la luz azul de las pantallas bloquea la producción de melatonina, lo que retrasa el inicio del sueño. Reduce este estímulo para favorecer que concilies antes y entres en fases de sueño reparador más rápido.

   Si no puedes evitar usar pantallas por la noche, ten en cuenta que tanto en el móvil como en el ordenador existen funciones gratuitas para reducir la luz azul (Night Shift en iPhone y

Mac, Luz Nocturna en Android o Windows, o *apps* como f.lux y Twilight). No son la solución definitiva, pero ayudan a que el cerebro no confunda las once de la noche con el mediodía.

4. Ambiente fresco y oscuro

Mantén la habitación entre 18 °C y 20 °C y sin luces artificiales.

Beneficios: el cuerpo necesita un ligero descenso de la temperatura interna para iniciar el sueño profundo. Además, la oscuridad facilita la liberación de melatonina y evita desvelos nocturnos.

5. Cenas ligeras

Evita comidas copiosas, alcohol y exceso de cafeína en la noche.

Beneficios: las digestiones pesadas o el alcohol alteran las fases del sueño, haciéndolo más superficial. Una cena ligera y nutritiva ayuda a que el organismo pueda centrarse en reparar tejidos en lugar de gastar energía en procesar alimentos.

6. Minisiestas estratégicas

Descansa entre diez y veinte minutos a mediodía si lo necesitas; trata de no excederte de este tiempo recomendado.

Beneficios: las siestas cortas mejoran la atención y la memoria, y reducen la fatiga sin interferir en el sueño nocturno. Piensa en ellas como una recarga rápida para tu sistema nervioso.

CAPÍTULO 5

Movimiento diario.
Tu otro entrenamiento invisible

C uando pensamos en «actividad física», lo primero que se nos viene a la cabeza es entrenar en el gimnasio, correr o practicar algún deporte. Pero, en realidad, la mayor parte de lo que mueve la aguja en tu salud de rodilla ocurre fuera de esas tres o cuatro horas semanales de ejercicio planificado.

Aquí entra en juego el acrónimo NEAT (del inglés *non-exercise activity thermogenesis*, «termogénesis por actividad no deportiva»), que es todo el movimiento que haces a lo largo del día sin que sea parte de un entrenamiento: subir escaleras, caminar para ir a comprar, moverte en la oficina, jugar con tus hijos, pasear al perro, incluso cambiar continuamente de postura en la silla. Y es que tu rodilla (y todo tu cuerpo) no necesita solo entrenamientos de gran intensidad; necesita también variabilidad de estímulos y movimiento.

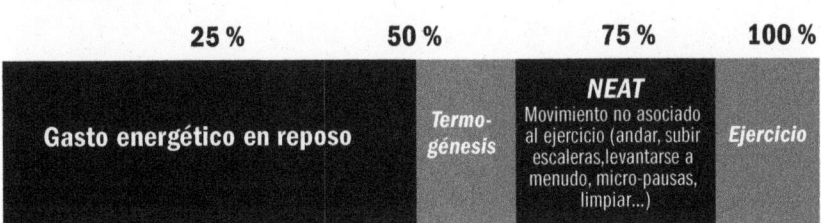

25 %	50 %	75 %	100 %
Gasto energético en reposo	Termo-génesis	**NEAT** Movimiento no asociado al ejercicio (andar, subir escaleras, levantarse a menudo, micro-pausas, limpiar...)	*Ejercicio*

Porcentaje de gasto calórico diario

El cuerpo humano, diseñado para moverse

Nuestro organismo es el resultado de miles de años de evolución. Formamos parte de una especie que sobrevivía gracias al movimiento: caminar, correr, agacharse, trepar, cargar, empujar. No teníamos coches, sillas ergonómicas ni ascensores. Movernos era la norma, no la excepción.

Lo más curioso de esto es que, de todas las especies, el ser humano no es el más rápido, ni el más fuerte, ni el que salta más alto…, pero sí es el que más aguante tiene en la actividad física. Nuestra gran ventaja evolutiva fue la resistencia:

- Somos capaces de caminar o trotar durante horas gracias a la sudoración y a nuestra eficiencia energética.
- Podemos cambiar continuamente de postura y adaptarnos a cualquier terreno.
- Tenemos articulaciones y músculos preparados para tolerar cargas repetidas, siempre que se dosifiquen bien, para que se adapten y cada vez puedan tolerar más esfuerzos.

Esta resistencia natural nos permitió cazar, recolectar y, a fin de cuentas, sobrevivir. En cambio, hemos pasado de recorrer quince o veinte kilómetros diarios a dar apenas cuatro mil pasos al día, en el caso de las personas sedentarias. El cuerpo, cuando deja de moverse, se apaga poco a poco.

Los beneficios
de moverse a diario

Mejora la postura corporal de forma natural

Mucha gente piensa que la clave está en encontrar «la postura perfecta». Pero la realidad es que no existe. El problema no es cómo estás sentado, sino cuánto tiempo pasas en esa posición.

- Estar quieto hace que la musculatura superficial trabaje y se active más que la profunda, cuando debería ser al revés.
- Moverte constantemente hace que tu centro de masas se redistribuya de forma natural; así se reducen sobrecargas de ciertas estructuras (zona lumbar, tendón rotuliano, cervicales...).
- El cuerpo humano evita la rigidez, quiere variabilidad postural y que no perdamos movilidad, que es fundamental para una buena salud articular.

A modo de ejemplo, si pasas ocho horas en una oficina, no intentes mantener la espalda recta como un palo. Es mejor levantarte cinco minutos cada hora, apoyar un pie en una caja, cambiar de silla o incluso trabajar un rato de pie. Cada pequeño ajuste es un estímulo de salud para tu rodilla y para tu columna.

Regula la inflamación

El sedentarismo favorece un estado proinflamatorio crónico que no solo afecta a las articulaciones, sino también al sistema cardiovascular y metabólico. Vivimos en una sociedad cuyo estilo de vida, más que la genética, es el principal desencadenante de muchas patologías, a causa del sedentarismo, falta de sueño, estrés crónico, comida ultraprocesada, alcohol, tabaco... Todo eso alimenta lo que llamamos un estado proinflamatorio crónico de bajo grado.

A diferencia de la inflamación aguda (la que ocurre cuando sufres un esguince o una herida y que es necesaria para reparar), esta inflamación de bajo grado es silenciosa y continua. No te manda al hospital de por sí, pero va desgastando poco a poco los tejidos, afectando a todo el organismo, lo que acaba provocando:

- Mayor rigidez y dolor articular.
- Alteración de la sensibilidad al dolor (más fácil que moleste la rodilla al hacer esfuerzos mínimos).
- Peor recuperación de la lesión.
- Mayor riesgo de enfermedades cardiovasculares, diabetes de tipo 2, obesidad, depresión y deterioro cognitivo.

Se cree que este estado proinflamatorio subyace a gran parte de las enfermedades crónicas en la actualidad. Y lo preocupante es que la mayoría de las personas conviven con él sin saberlo.

El movimiento regular es una de las mejores medicinas frente al estado inflamatorio. No necesitas fármacos caros ni terapias milagrosas: tu propio cuerpo tiene la capacidad de modular la inflamación cuando se activa:

- **Reduce los marcadores inflamatorios en sangre** (como la proteína C reactiva y las citoquinas proinflamatorias).
- **Mejora la circulación**, lo que lleva más nutrientes a los tejidos y elimina las sustancias de desecho.
- **Activa los músculos como órgano endocrino**: al contraerse, el músculo libera mioquinas, pequeñas proteínas con efecto antiinflamatorio que benefician al corazón, el cerebro y las articulaciones.
- **Mejora la sensibilidad a la insulina**, reduciendo los picos de glucosa y evitando que la inflamación aumente por exceso de azúcar en sangre.
- **Regula el sistema inmunológico**, haciendo que responda mejor ante infecciones y lesiones sin sobreactivarse.

En otras palabras: moverse activa un sistema antiinflamatorio en tu organismo.

Resulta irónico que muchas personas buscan soluciones rápidas para sus dolores o enfermedades inflamatorias —a través de pastillas, infiltraciones u otras terapias pasivas— cuando la solución más efectiva y duradera pasa por algo tan simple como moverse más cada día.

En ningún momento hablamos tan solo de entrenamientos de alta intensidad. Incluso pequeñas dosis de actividad marcan una diferencia:

- Caminar entre diez y quince minutos después de las comidas.
- Subir escaleras en lugar de usar el ascensor.
- Hacer entre cinco y diez sentadillas o estiramientos por cada hora de oficina.

Por eso insisto siempre en que el movimiento es el antiinflamatorio más barato, accesible y potente que existe.

Reduce el riesgo de mortalidad

La evidencia científica es clara: más movimiento diario es igual a un menor riesgo de muerte prematura. Estudios recientes muestran que incluso pequeñas dosis de actividad reducen la mortalidad cardiovascular y global, independientemente de si se entrena o no. No se trata de hacer maratones, sino de hacer algo para combatir las largas horas sentado.

Protege las articulaciones, como las rodillas

El cartílago y los tejidos de la rodilla no tienen un gran riego sanguíneo. ¿De qué dependen para nutrirse y repararse? Del movimiento. Cada vez que caminas, subes escaleras o te agachas, estás «empapando» ese tejido con nutrientes, como si se tratara de una esponja.

La paradoja moderna

Parece que en la actualidad necesitemos planificar entrenamientos con nombres llamativos para suplir lo que antes se hacía de manera natural. Nuestros ancestros no hacían *cross-training* ni HIIT ni HYROX; su gimnasio era el día a día:

- Buscaban agua y alimento caminando kilómetros.
- Trepaban por el terreno o a los árboles, o cargaban madera para hacer fuego.
- Subían y bajaban por terrenos irregulares.

El cuerpo humano no entiende de nombres, sino de movimiento frecuente y variado, intensidad y volumen de trabajo. Por eso, pasar diez horas sentado y luego hacer tres horas de pesas a la semana no compensa. El equilibrio está en integrar el movimiento en cada día, en cada pequeña decisión.

Cuando la rodilla se inflama, lo normal es pensar: «Mejor no hago nada hasta que se me pase». Pero el reposo absoluto, lejos de ayudar, suele empeorar la situación, pues aumenta la rigidez, se pierde fuerza y los tejidos se vuelven más sensibles a cualquier carga.

En nuestro centro lo planteamos de otra forma: proponemos movimiento de baja intensidad, cómodo y sin amenaza. La clave está en mantener la rodilla activa, pero sin sobrecargarla.

He aquí algunas opciones sencillas y efectivas:

- Pasear a ritmo cómodo, aunque no sean más que cinco o diez minutos, varias veces al día.
- Pasear en bicicleta sin un esfuerzo excesivo, pedaleando con fluidez y sin sentir dolor.
- Trabajar la movilidad activa.
- Pasear en la naturaleza, donde, además del movimiento, se obtiene un beneficio psicológico al reducir el estrés.

¿Qué beneficios aportan los ejercicios de baja intensidad?

Aporta varios beneficios, que vamos a dividir en dos grandes grupos:

- **Fisiológicamente,** el movimiento mejora la circulación sanguínea y linfática. Esa activación hace que lleguen más nutrientes y oxígeno a los tejidos, mientras se eliminan sustancias de desecho y citoquinas proinflamatorias.

  Piensa en tu rodilla como si se tratara de un estanque. Si el agua no se mueve, pierde en calidad y acaba oliendo mal. El reposo absoluto es como el agua estancada. En cambio, el movimiento suave es como si llegara continuamente nueva agua de un río y el contenido se renovara: entra agua limpia, con nutrientes, y se va la que ya no sirve.

- **Neurofisiológicamente,** al moverte por debajo de un umbral de dolor menor de 5 en una escala del 0 al 10, tu cerebro baja el «volumen de alarma» y entiende que la actividad sigue siendo segura para la rodilla, lo que hace que no le tengas miedo al movimiento ni te sientas frágil.

Para obtener estos beneficios, puedes seguir algunas (o todas) de las siguientes estrategias prácticas para incorporar más actividad a tu día a día.

Estrategias prácticas para mantener activas tus rodillas

- Trata de alcanzar un mínimo de entre siete y diez mil pasos diarios. Si no lo consigues al principio, ve subiendo entre un 10 % y un 15 % cada semana.

- Establece una regla sencilla: cada hora, cambia de postura o muévete durante dos o tres minutos.

- Cambia de enfoque y, en lugar de pensar «Tengo que entrenar», céntrate en «Voy a moverme más»: camina mientras hablas por teléfono, usa escaleras en lugar del ascensor o baja una parada antes de tu destino cuando tomes el bus.

- Piensa en esta frase: «La mejor postura es la siguiente».

CAPÍTULO 6

Alimentación.
Un factor que influye más de lo que se piensa

Por Marta Aguilar Díaz (@martaguilarnutricion), nutricionista del equipo Baumovment

Todos creemos que comemos bien. Pero, si ahora mismo les preguntas a tu familia, amigos o compañeros de trabajo cómo se alimentan, ¿qué crees que responderían? La mayoría dirá que «bastante bien», que «peca de vez en cuando» o que «no come tan mal como otras personas».

Pero la realidad se aleja bastante: más del 55 % de la población vive con sobrepeso u obesidad. Y eso no se explica por mala suerte o cuestiones de genética, sino por hábitos de alimentación y movimiento que creemos correctos, pero que no lo son.

Haz la prueba la próxima vez que salgas a la calle o acudas a un restaurante. Observa alrededor y pregúntate: ¿cuántas personas están en su peso saludable y cuántas no? El dato ya no será un mero número; lo podrás ver con tus propios ojos.

¿Y qué tiene que ver todo esto con las rodillas? Pues mucho. Porque cada kilo de grasa de más multiplica el estrés en la articulación cada vez que caminas, subes escaleras o corres para no perder el bus. Ese estrés de más, de forma continua, hará que aparezcan molestias y aumente el ratio de lesión, lo que hará que poco a poco esa rodilla te reste calidad de vida.

Caso real

Hace un año acudió a la consulta un chico, David, al que habían operado del menisco (sutura meniscal). Le habían dicho que éramos buenos en lo que necesitaba. Quería que le mandásemos ejercicios para la rodilla tres veces a la semana. Iba buscando los mejores ejercicios para su lesión. David es un chico de treinta y cinco años, 1,75 m de altura y 100 kg de peso. ¿Tan importante era, en su caso, elegir los mejores ejercicios para activar el cuádriceps o el glúteo medio?

La realidad es que no y, aunque solo vino a nosotros para que lo orientáramos acerca de los ejercicios, al final las circunstancias hicieron que se optara por una consulta bien diferente, ya que la parte educativa es lo más importante de los servicios que ofrecemos.

Así que le explicamos que, dada su lesión en el menisco, tenía que bajar de peso, ya que la principal función del menisco es distribuir bien las cargas en la rodilla actuando como un amortiguador y estabilizador entre el fémur y la tibia. En este sentido, no es lo mismo amortiguar 80 kg de forma continua que 110 kg. Para que te hagas una idea de lo que puede suponer para las rodillas: imagina que tomas dos mancuernas de 15 kg, una en cada mano, y las llevas contigo durante 24 h. Lo más probable es que al día siguiente no te puedas ni mover.

Aunque el ejercicio y un control de cargas es muy importante, había que hacer un punto de inflexión para que David cambiase de hábitos, aprendiese sobre su lesión y perdiese grasa para lograr tener una rodilla mucho más funcional.

A veces buscamos tecnología punta, máquinas muy costosas o los ejercicios que mejor activan el vasto interno, cuando hay problemas mayores y más acuciantes que resolver.

Así que, si estás en ese punto, trata de no ponerte a la defensiva, mantener un enfoque racional y aprovechar los momentos de bajón para hacerte más fuerte, cambiar de mentalidad e ir estableciendo poco a poco pequeños hábitos que perduren a largo plazo y te garanticen una buena calidad de vida.

La nutricionista que trabaja con nosotros es muy clara al respecto: establece un proceso donde enseña a la persona a nutrirse bien, sin prisas por cambiarlo todo de la noche a la mañana, sino a través de pequeños cambios y nuevas ideas para que aprendas a gestionarte la alimentación de la mejor forma posible y basada en tu movimiento diario, entrenamientos, días sedentarios...

Lo que comes influye directamente en cómo se regeneran los tejidos, cómo se controla la inflamación y cómo se mantiene la masa muscular mientras la rodilla vuelve a moverse con normalidad. No se trata de comer menos, sino de comer mejor, adaptando la alimentación al momento en que se encuentra tu lesión y a tus necesidades energéticas y funcionales.

Con pequeños ajustes diarios, puedes marcar la diferencia entre una recuperación lenta y una más eficiente. No olvides que la nutrición es una herramienta activa en la recuperación. Nos centramos en ella en los siguientes párrafos.

El motor invisible de tu recuperación: la energía

Si una lesión frena de la noche a la mañana tu movimiento diario, es fácil entender que tu gasto energético cambie. Seguir con los mismos hábitos es, de hecho, el primer error. Si sigues consumiendo la misma cantidad de energía, muy probablemente aumentarás de peso mediante la acumulación de grasa corporal y, con ello, contribuirás a favorecer los procesos inflamatorios y la pérdida de masa muscular.

Ahora bien, hacer justo lo contrario y reducir drásticamente la ingesta tampoco es la solución. ¿Por qué? Pues porque los procesos de remodelación consumen mucha energía. El metabolismo basal, esto es, el gasto energético del cuerpo en reposo, aumenta alrededor de un 20 % debido al estrés fisiológico que supone la lesión. En el caso de un chico deportista de 80 kg y 172 cm con una rotura del ligamento cruzado anterior (LCA), esta persona verá incrementado su gasto energético en reposo unas 350 kcal. Por eso, comer por debajo de nuestras necesidades tampoco es buena idea, pues frena los procesos de construcción y síntesis de proteínas.

El quid de la cuestión implica comer lo suficiente para que el cuerpo pueda reparar de forma efectiva. Esta energía se obtiene de los macronutrientes: proteínas, grasas y carbohidratos. Las grasas saludables y proteínas de calidad cumplen funciones esenciales en la reparación de los tejidos, mientras que los carbohidratos deben adaptarse a la demanda energética individual. Por eso es importante gestionar el aporte de carbohidratos de forma inteligente, considerando aspectos como el tipo de lesión, la composición corporal o la intensidad de los entrenamientos. Por ejemplo, en fases iniciales conviene priorizar grupos de alimentos que aporten carbohidratos de alta densidad nutricional, como frutas y verduras, complementados con legumbres y frutos secos, e ir ajustando la cantidad de otros grupos de alimentos ricos en carbohidratos, como los tubérculos y cereales integrales, de forma progresiva y según las necesidades de cada individuo. A mayor demanda de energía, más margen para introducir alimentos ricos en carbohidratos.

La fuerza de la proteína

A lo largo del día, las proteínas musculares se sintetizan y degradan de manera constante, por lo que el equilibrio entre ambos procesos determina si mantenemos o perdemos masa muscular. Durante una lesión, este equilibrio se rompe: la inmovilización y la inflamación reducen la capacidad del músculo para sintetizar nueva proteína. A este fenómeno se le llama «resistencia anabólica», similar a lo que ocurre con el envejecimiento, cuando el músculo se vuelve menos sensible a los estímulos de la proteína. Pese a que el panorama no pinta muy bien, la buena noticia es que tenemos en nuestra mano la herramienta más poderosa para contrarrestarlo: adaptar la ingesta de proteína.

La demanda de aminoácidos (los «ladrillos» que forman las proteínas) puede aumentar hasta un 80 % y, si el cuerpo no los recibe, los obtiene degradando su propio músculo. Por eso, mientras que en individuos sanos y activos la ingesta para mantener el equilibrio proteico es de entre 1,4 y 2,0 gramos por kilogramos al día, durante una lesión se recomienda consumir al menos 1,6 gramos por kilogramo al día, y preferiblemente un rango superior, es decir, de entre 2,0 y 3,0 gramos por kilogramo al día.

No solo importa la cantidad, sino también cómo la distribuimos a lo largo del día. Es importante repartirla de manera uniforme en todas las comidas, con dosis de 30 a 40 gramos por toma. Cargar las cenas de alimentos ricos en proteína, pero olvidarnos de ellos en el desayuno o la comida, no ayudará a optimizar la recuperación.

Dentro de cada comida, merece la pena garantizar el aporte necesario de leucina, un aminoácido clave, ya que es el «interruptor» que activa la síntesis muscular a través de una vía llamada mTOR. Para estimular esta vía se necesitan entre 2,5 y 3 gramos de leucina por toma, lo que equivale aproximadamente a:

- 3 o 4 huevos
- 200 g de requesón o queso fresco batido
- 120-150 g de pescado o carne magra
- 30-40 g de proteína aislada de suero (*whey isolate*)
- 200 g de tofu firme

A la hora de elegir alimentos proteicos, prioriza fuentes completas y de alta calidad: huevos, carnes magras, pescados, lácteos, legumbres, soja y derivados, moluscos o proteína en polvo. Los frutos secos, semillas y legumbres son también buenas opciones, especialmente en combinación, para mejorar el perfil de aminoácidos.

Hay muchas formas de cubrir nuestras necesidades, a través de muchos alimentos, recetas adecuadas, combinaciones de alimentos… La clave está en integrar bien la proteína dentro de una alimentación completa y adaptada a la realidad de la persona en cuestión.

→ **Consejo.** A la hora de plantear cada comida —todas las ingestas, no solo las principales—, incluye una fuente de proteína de calidad y procura variar a lo largo del día y de la semana.

Grasas que ayudan
(y grasas que no)

Pese a que pueda sonar paradójico, consumir grasas no está directamente relacionado con ganar grasa corporal. El proceso es mucho más complejo y depende del balance energético global.

Lo importante es centrarse en la calidad y el tipo de grasa, ya que cada una tendrá un impacto diferente en el organismo.

Grasas que conviene reducir

- **Grasas trans**, presentes en la bollería industrial, *snacks* y margarinas. Alteran la función celular y promueven la inflamación.
- **Aceites vegetales**, como el de palma o girasol, sobre todo si se someten a altas temperaturas, ya que se oxidan y generan compuestos dañinos. Se encuentran en frituras y muchos productos ultraprocesados.
- **Grasas saturadas** de baja calidad, típicas en embutidos y carnes procesadas como las salchichas, ya que generan un entorno inflamatorio que dificulta la recuperación.

Grasas saludables que conviene consumir

- **Grasas monoinsaturadas**, de las cuales el aceite de oliva virgen extra es el producto estrella, rico en polifenoles, compuestos bioactivos y antioxidantes. También se encuentran en alimentos como el aguacate, aceitunas y frutos secos. Son grasas bastante estables al cocinarse (no se oxidan tan fácilmente) y participan en funciones inmunes y nerviosas.
- **Grasas poliinsaturadas**, entre las que se incluyen los conocidos ácidos grasos omega-3 y omega-6. Ambos son esenciales (el cuerpo no los produce y debemos obtenerlos con la

alimentación), pero mantener un ratio de cuatro a uno (omega-6/omega-3) entre ambos es fundamental. En la práctica, solemos consumir mucho más omega-6, por lo que el verdadero reto está en garantizar un buen aporte de omega-3, las grasas que más impacto tienen en la recuperación, pues constituyen la materia prima de las hormonas antiinflamatorias.

Las grasas omega-3 (EPA y DHA) están presente principalmente en el pescado azul, mariscos, crustáceos y algas. Por ejemplo, una ración de 180 de salmón atlántico aporta en torno a 3 g de EPA y DHA combinados.

La dosis recomendada para mantener un nivel adecuado de salud es de 250 mg a 500 mg de media al día. No obstante, para obtener beneficios antiinflamatorios significativos la cantidad óptima se sitúa entre 1 g y 4 g de EPA y DHA.

→ **Consejo.** Trata de consumir alimentos ricos en omega-3 al menos tres veces a la semana. Si no es así, valora tomar algún suplemento para garantizar este nutriente esencial.

Inflamación: modular sin bloquear

La inflamación es la respuesta natural del cuerpo para reparar un daño. Sin ella, no habría recuperación. Por eso, el objetivo no es eliminarla, sino modularla. Y en ese equilibrio, la alimentación desempeña un papel esencial.

No hay un alimento que bloquee por completo la inflamación, pero sí un patrón de alimentación capaz de mantenerla a raya para permitir que el cuerpo haga su trabajo sin que se vuelva un obstáculo. Elegir grasas de calidad (como acabamos de ver) y priorizar alimentos frescos ayudará a calmarla, mientras que reducir todo aquello que cause inflamación —como el alcohol, azúcares simples, harinas refinadas, ultraprocesados o exceso de sodio— será la mejor forma de mantener el control.

Hay ciertos alimentos que pueden ayudarte a modular la inflamación de forma natural. La cúrcuma, el jengibre y la pimienta negra forman un trío muy interesante, ya que combinados aportan compuestos con efecto antiinflamatorio y analgésico suave. La clave está en la interacción entre ellos, porque la piperina de la pimienta negra puede multiplicar hasta por veinte la absorción de la curcumina (el principio activo de la cúrcuma).

→ **Consejo.** Incluye a diario una mezcla de cúrcuma (entre un cuarto y una cucharadita), jengibre fresco rallado (en torno a 1 gramo) y una pizca de pimienta negra.

Para potenciar su efecto, acompaña la mezcla de una fuente de grasa saludable (como aceite de oliva virgen extra o leche de coco) y consúmela en una preparación que haya alcanzado cierta temperatura, ya que esto mejora la liberación y absorción de sus compuestos activos. Por ejemplo, puedes añadirla a infusiones, sopas, guisos, salteados o platos de cuchara.

Estas dosis culinarias son seguras y útiles de forma preventiva como apoyo diario para la salud e incluso para aliviar molestias leves. Si se busca un efecto terapéutico, habría que recurrir a suplementación bajo la supervisión de un profesional para evitar posibles efectos adversos.

Estrés oxidativo y equilibrio intestinal

Durante el proceso lesivo, se genera un exceso de radicales libres como parte de la respuesta al daño y la inflamación. Este desequilibrio provoca estrés oxidativo, daña tejidos y ralentiza la recuperación. Por eso, los antioxidantes son esenciales, pues combaten el exceso de radicales libres y ayudan a mantener el equilibrio celular.

Los micronutrientes no aportan calorías, pero cumplen funciones fundamentales para la salud. De hecho, muchos de ellos actúan como antioxidantes naturales. Entre los más relevantes están el selenio y las vitaminas C, E y A. Además, la fruta y la verdura contienen fitoquímicos, compuestos bioactivos con propiedades antioxidantes. Algunos de estos fitoquímicos son polifenoles, como las antocianinas de los frutos rojos, mientras que otros son carotenoides, como el licopeno de los tomates o los betacarotenos de las zanahorias y calabaza.

Algunos compuestos se conservan mejor en crudo, mientras que otros se potencian con el calor. Además, distintos colores aportan distintos antioxidantes y fitoquímicos:

- **Rojo** (tomates, pimientos rojos, fresas, frambuesas...): licopeno y antocianinas.

- **Naranja** o **amarillo** (zanahorias, calabazas, cítricos...): betacarotenos y vitamina C.

- **Verde** (espinacas, brócoli, kale...): clorofila, carotenoides y compuestos sulfurosos.

- **Azul** o **morado** (arándanos, moras, uvas moradas...): antocianinas y polifenoles.

- **Blanco** (ajo, cebolla, coliflor...): compuestos sulfurados con efecto antioxidante indirecto.

→ **Consejo.** Llena tus platos de verduras y frutas de todos los colores, mezclando crudas y cocinadas, para aportar la mayor variedad posible de antioxidantes a tu alimentación.

Por último, y aunque muchas veces se pasa por alto, el intestino es un factor clave en la recuperación tras una lesión. La microbiota intestinal (el conjunto de microorganismos que albergan los intestinos) actúa como un órgano más: influye en la inmunidad, ayuda a mantener la inflamación bajo control y facilita que el organismo aproveche mejor los nutrientes con los que lo alimentamos.

Para cuidarla no hace falta complicarse. La combinación de fibras de frutas, verduras, legumbres y cereales integrales, junto con alimentos fermentados, como el kéfir o el chucrut, favorece el mantenimiento de una microbiota más diversa y funcional. Además, comer con atención, masticando bien y sin prisas, facilita que el intestino no se sobrecargue y procese mejor los nutrientes, lo que a su vez potencia los efectos beneficiosos.

Cuidar del intestino no es solo una cuestión de digestión, sino también un aliado clave en el rendimiento y en la recuperación.

Los cinco suplementos más útiles para la rehabilitación

Cuanto más intentamos separar la alimentación de la suplementación, más nos alejamos de cómo funciona realmente el cuerpo. Los suplementos no deben considerarse un atajo, sino las piezas que, bien colocadas, potencian el efecto del resto del sistema: el entrenamiento, el descanso y la nutrición. Entender esta sinergia es lo que marca la diferencia entre tomar suplementos porque sí o utilizarlos como una herramienta que potencia los efectos de una buena base nutricional y un trabajo bien planificado.

Magnesio

El magnesio es un mineral clave, ya que participa en más de trescientas reacciones del organismo, muchas de ellas relacionadas con la contracción y relajación muscular, la producción de energía y el funcionamiento del sistema nervioso.

Cuando sufrimos una lesión o nos sometemos a un periodo de alto estrés físico, las demandas de magnesio pueden aumentar, por lo que no cubrir bien esta ingesta se relaciona con un mayor riesgo de calambres, fatiga y una recuperación más lenta. Por suerte, el magnesio se encuentra de forma natural en muchos alimentos.

Principales fuentes de magnesio

- **Frutos secos,** como las almendras o los anacardos.

- **Semillas,** especialmente las de calabaza o sésamo.

- **Legumbres.**

- **Verduras de hoja verde,** como las espinacas o las acelgas, donde este mineral forma parte de la clorofila.

- **Cacao puro.**

- **Los alimentos de origen marino,** como gambas, berberechos, mejillones o pescado azul, también aportan una cantidad considerable.

→ Se recomienda un mínimo de 400-450 mg/día de magnesio para hombres y 300-350 mg/día para mujeres, aunque se observan beneficios adicionales en consumos superiores a 500 mg/día.

Una buena alimentación puede cubrir las necesidades básicas de magnesio, pero en la práctica muchas personas sufren cierto déficit, sobre todo a la hora de alcanzar un nivel óptimo. Además, la calidad mineral de muchos suelos agrícolas ha disminuido con el paso del tiempo y eso hace que los alimentos actuales contengan algo menos de magnesio que décadas atrás. Por eso, alcanzar un nivel óptimo solo con alimentos puede resultar más difícil de lo que podría parecer en un primer momento.

En estos casos, la suplementación puede resultar útil. La dosis debería responder al patrón de alimentación y a las necesidades de cada persona, pero, de forma general, una cantidad de entre 200 y 400 mg de magnesio elemental al día suele ser suficiente para lograr un nivel óptimo. El cuerpo regula de forma natural su absorción reduciendo su captación cuando las reservas son suficientes, por lo que la suplementación no es peligrosa.

Formas del magnesio más recomendadas:

- **Citrato de magnesio.** Se absorbe bien y es una opción equilibrada y versátil. Se utiliza comúnmente en casos de estreñimiento.

- **Bisglicinato de magnesio.** Una de las formas más recomendadas, ya que es muy biodisponible y reduce el riesgo de efectos secundarios gastrointestinales, como molestias intestinales o diarrea. Se trata de una buena opción para favorecer la relajación y el descanso.

- **Malato de magnesio.** Resulta útil en casos de fatiga o recuperación muscular, ya que participa en la producción de energía.

- **Óxido de magnesio.** Aporta más cantidad elemental, pero se absorbe peor y puede tener un efecto laxante.

Cuando un tejido está en reparación, el cuerpo no solo necesita energía y proteína, sino también minerales como el magnesio, que actúa como cofactor esencial en los procesos de regeneración y mantenimiento óseo.

Creatina

La creatina es uno de los suplementos más estudiados y con mayor respaldo científico tanto en el ámbito del rendimiento como en el de la recuperación. Su forma más utilizada, la **creatina monohidrato**, aumenta las reservas en el músculo en torno a un 25-30 %, lo que se traduce en mayor fuerza, potencia y masa muscular, además de una recuperación más rápida tras el esfuerzo.

→ Su función principal tiene que ver con la producción de energía, ya que participa en la regeneración del ATP, la principal «moneda energética» del músculo. Pero, más allá del rendimiento deportivo, la evidencia reciente sugiere que la creatina también puede tener un papel relevante en los procesos de recuperación tras una lesión.

Durante una lesión o un periodo de inmovilización, el músculo no solo pierde fuerza y tamaño, sino también parte de su contenido de creatina (en torno a un 20-25 % según algunos estudios), lo que puede ralentizar la recuperación. En este contexto, la suplementación con creatina monohidrato ha mostrado efectos interesantes:

- Ayuda a **preservar la masa y la fuerza muscular** durante la inactividad.
- Mantiene los niveles de creatina y glucógeno intramuscular.
- Favorece la expresión de factores anabólicos, como el **IGF-1**, implicado en la regeneración del tejido.
- Contribuye al mantenimiento de los transportadores de glucosa (**GLUT-4**), cuya actividad disminuye cuando el músculo está inactivo. Esto favorece una mejor utilización de la glucosa y un entorno metabólico más favorable durante la rehabilitación.

En la práctica, estos efectos se reflejan en una menor pérdida de masa magra durante la inactividad y una mejor respuesta al retomar el entrenamiento de fuerza.

Aunque los resultados no son del todo uniformes (los estudios varían en duración, tipo de lesión o protocolo de suplementación), son más consistentes cuando abordan procesos de rehabilitación prolongados y menos en periodos muy cortos.

Alimentos como la carne o el pescado son fuentes de creatina; no obstante, sería inviable alcanzar dosis ergogénicas solo a través de la alimentación. De ahí su utilidad en forma de suplemento.

→ La dosis más utilizada y segura de creatina ronda los 0,08-0,1 g por kilo de peso corporal al día, es decir, unos 5-7 g diarios para una persona de 70 kg.

La creatina monohidrato puede ser un buen refuerzo dentro del proceso de recuperación, pero tampoco es la solución definitiva. Su efecto solo tiene sentido cuando forma parte de una estrategia global en la que la base siga siendo una buena alimentación, el descanso y una progresión adecuada en la carga de trabajo.

Los ácidos grasos omega-3, especialmente el EPA y el DHA, son mucho más que una simple grasa saludable. Como vimos en el epígrafe dedicado a las grasas que ayudan y las que no, durante una lesión desempeñan un papel clave en la desinflamación, la recuperación del tejido y la protección del sistema neuromuscular. Eso ocurre, entre otras cosas, porque el omega-3 se incorpora en la membrana de nuestras células y, mediante una cascada de eventos, sintetiza productos mediadores de la inflamación.

Además, mantener un buen nivel de omega-3 se asocia con una mayor sensibilidad a la insulina, menor dolor y rigidez articular, así como con una mejor respuesta del músculo durante la rehabilitación. Por eso, aunque solemos relacionarlo con la salud cardiovascular o cognitiva, también tiene un papel relevante en la recuperación deportiva y de lesiones.

→ La ingesta recomendada de omega-3 para la salud general ronda los 250-500 mg diarios, pero los efectos antiinflamatorios más consistentes aparecen con 1 a 4 g diarios de EPA + DHA combinados.

No obstante, antes de pensar en suplementos, conviene revisar la alimentación. Si se ingiere de manera regular pescado azul (salmón, sardinas, caballa o boquerones, por ejemplo), algas y mariscos, es probable que ya cubras las necesidades básicas. Si no consumes estos alimentos de forma frecuente, la suplementación puede marcar la diferencia.

Es importante distinguir entre los omega-3 de cadena larga (EPA y DHA), que son los biológicamente activos, y los de origen vegetal (ALA), presentes en alimentos como las semillas de lino, chía o nueces. Aunque el ALA es beneficioso, su conversión a EPA y DHA es muy limitada (menos del 10 % en la mayoría de las personas), por lo que no resulta tan efectivo por sí solo.

→ Si decides reforzar la alimentación con suplementación de omega-3, revisa lo siguiente en el producto:

- Que especifique la cantidad exacta de EPA y DHA (y no solo figure omega-3 de forma general).

- Que cuente con sellos de calidad y pureza (IFOS, Friend of the Sea o GOED), que garantizan la ausencia de contaminantes.

- Que incluya antioxidantes, como la vitamina E, ya que estas grasas son muy sensibles a la oxidación y los antioxidantes ayudan a evitarla.

- Que se recomiende conservarlo en un lugar fresco, alejado de la luz y el calor.

La mayoría de los suplementos se elaboran a partir de aceite de pescado, pero, si sigues una alimentación vegetariana o vegana, los aceites de microalgas son la mejor alternativa, ya que aportan EPA y DHA en su forma activa y con buena biodisponibilidad.

Proteína en polvo

Durante una lesión, el músculo pierde sensibilidad a los estímulos anabólicos y necesita más proteína para reconstruirse. Alcanzar ese extra solo con alimentos puede ser un reto, por lo que en este caso la proteína en polvo puede convertirse en una buena aliada.

La proteína en este formato no es una proteína especial ni un producto que acelere mágicamente la recuperación. Más que un suplemento, puede entenderse como un ingrediente, es decir, como una fuente práctica de proteína de alta calidad que ayuda a cubrir los requerimientos diarios cuando la alimentación es insuficiente en este sentido.

No se trata de reemplazar comidas, sino de sumar opciones, pues la proteína en polvo es un recurso alimenticio muy versátil que se puede adaptar a la forma de comer de cada persona. Se puede tomar en forma de batido, pero también en un bol con fruta y frutos secos, en un *porridge*, *pancakes* e incluso en recetas saladas, como puede ser una crema de verduras.

Existen distintos tipos según su origen: *whey* (suero de leche), caseína (derivada de la leche), de soja, de guisante o de arroz, entre otros. En las proteínas de origen vegetal hay mayor probabilidad de que el aminograma —es decir, el perfil de aminoácidos de la proteína— sea menos completo, por lo que conviene fijarse en que la ración de 30-40 g aporte entre 2 y 3 g de leucina. Algunas marcas incluso la añaden de forma específica, lo que ayuda a compensar.

Recuerda que la leucina es un aminoácido clave. Como vimos en el apartado dedicado a la proteína, no es un simple nutriente, sino un interruptor metabólico capaz de activar la vía mTOR, esto es, el sistema que regula la síntesis de nuevas proteínas musculares.

También hay diferencias según su grado de procesamiento:

- **Concentrada:** contiene algo más de hidratos y grasas y suele ser más económica.

- **Aislada** (por lo general, bajo la etiqueta «isolate»): tiene una mayor pureza proteica y es de rápida digestión y buena tolerancia.

- **Hidrolizada:** está parcialmente digerida, con lo que se absorbe con más rapidez y es útil si hay molestias digestivas.

A la hora de elegir un suplemento, busca que el contenido neto de proteína sea de al menos un 80 % por cada 100 g de producto y, si supera el 90 %, mejor. Revisa también que no esté cargado de aditivos, edulcorantes o ingredientes innecesarios. Existen muchas opciones de proteína de sabores que no están mal, pero hay que tener claro que la proteína de sabor neutro será la más recomendable, ya que te permite personalizar la receta en la que la utilices con otros ingredientes (cacao, canela, frutas, especias, etc.) y evitar el exceso de aditivos.

En definitiva, la proteína en polvo es un recurso interesante y práctico, pero no aporta mayores beneficios si ya estás cubriendo las necesidades en cantidad y calidad. No se trata de añadir productos sin motivo alguno, sino de abrir la mente para usar cada recurso con sentido y coherencia, integrándolo en la alimentación de forma inteligente y adaptada en función de las circunstancias.

La vitamina D es mucho más que una vitamina. Actúa como una prohormona, pues participa en procesos que afectan directamente al músculo, al hueso y al sistema inmunitario. Su función más conocida es la de favorecer la absorción del calcio y asegurar una buena mineralización ósea, pero su papel en la función muscular y la recuperación la hace especialmente relevante en el contexto deportivo y cuando se produce una lesión.

A diferencia de otros micronutrientes, la vitamina D no depende solo de la alimentación. La mayor parte se sintetiza en la piel mediante la exposición solar, mientras que el resto proviene de alimentos como pescados grasos (salmón, sardinas, caballa, atún), huevos, lácteos y setas. Sin embargo, el estilo de vida actual, en el que tendemos a pasar poco tiempo al aire libre, a usar protector solar constante y entrenar en interiores, hace que muchas personas presenten niveles inadecuados.

La suficiencia suele establecerse entre 30 y 100 ng/ml, aunque este rango varía según las fuentes científicas. La mayoría de los expertos consideran los **valores óptimos entre 40 y 60 ng/ml**, mientras que por debajo de 30 ng/ml se habla de insuficiencia o incluso de deficiencia.

Si tienes niveles bajos, tendrías que revisar e intentar mejorar tus hábitos (tanto de alimentación como en cuanto a exposición solar) y valorar, junto con un profesional, si tiene sentido o no reforzar con suplementación. Con todo, no se trata de suplementar a toda costa, pues esta vitamina es liposoluble, lo que significa que el cuerpo la almacena en el tejido graso y no la elimina fácilmente. Por eso, un exceso de suplementación puede llevar a un cuadro de **hipervitaminosis D**, lo que puede provocar hipercalcemia (niveles altos de calcio en sangre), lo que conlleva síntomas como fatiga, arritmias o cálculos renales. Por eso, merece mucho la pena revisar con periodicidad a través de una analítica si estamos manteniendo bien los valores.

La absorción de esta vitamina mejora si se toma junto con una comida que contenga grasas o si el suplemento viene ya en cápsulas oleosas. Además, el magnesio juega un papel clave en su metabolismo, ya que interviene en su activación y en su utilización. Por tanto, si los niveles de magnesio son bajos, la vitamina D no podrá ejercer bien su función.

Esta conexión entre el magnesio y la vitamina D nos debe recordar que el organismo no funciona por piezas sueltas. En realidad, ningún nutriente actúa de forma aislada. Todo está conectado y forma parte de una misma red donde se regulan y potencian sus efectos mutuamente. Entender esa sinergia es lo que transforma la alimentación (con o sin suplementación) en una herramienta real para la recuperación.

CAPÍTULO 7

La gestión del estrés.
Y cómo afecta a la rodilla
(aunque no lo notes)

Seguramente ya entrenas tres o cuatro veces por semana, cuidas lo que comes y tienes claro que moverte es bueno para las rodillas. Pero ¿qué pasa durante el resto del tiempo?

Porque, si vives en piloto automático, con mil tareas, prisas continuas, notificaciones y preocupaciones, tu cuerpo está generando cortisol sin parar. El cortisol no es, malo en sí: te activa en un examen, te hace reaccionar en un imprevisto. El problema es cuando se convierte en una alarma que ya no se apaga.

¿Qué provoca esto en tu rodilla y en tu recuperación?

- **Más inflamación interna:** el exceso de cortisol mantiene el organismo en un estado proinflamatorio. Eso significa que tarda más en reducirse la inflamación de rodilla después de entrenar o tras un esfuerzo.
- **Tensión muscular continua:** cuando tu sistema nervioso simpático (el encargado de accionar el modo alerta) está activado la mayor parte del día, tu musculatura se mantiene rígida, como si estuvieras a punto de pelear o huir. Esa rigidez constante se transmite a la rodilla y la presión que recibe aumenta.
- **Respiración alterada:** el estrés cambia la forma en que respiras. Lo haces de manera más superficial, rápida y centrada en el tórax. Eso no solo te resta oxígeno y energía, sino que mantiene activo el sistema simpático y bloquea el parasimpático,

que es el encargado de relajar los músculos y activar los procesos de recuperación.

- **Percepción amplificada del dolor:** el cerebro estresado interpreta como dolor señales que, en calma, apenas se percibirían. Recuerda el principio del libro, donde decíamos que tener una alarma hipersensible implica que se activa al mínimo estímulo o ruido.
- **Peor descanso:** dormir mal impide la regeneración tisular y aumenta la fatiga.

En resumen, puedes estar haciendo los mejores ejercicios del mundo, pero, si tu día a día está marcado por un nivel constante de estrés, es como correr con una mochila llena de piedras: cada paso cuesta el doble, por lo que la rodilla nunca termina de mejorar como debería.

Estrés bueno y estrés malo

El estrés no es tu enemigo. De hecho, **gracias a él nuestra especie ha llegado hasta donde está.** Piensa en nuestros antepasados cazadores-recolectores: cuando se encontraban con un depredador o tenían que escapar de un peligro, su cuerpo activaba el **modo supervivencia** (sistema simpático). En cuestión de segundos:

- El corazón latía más rápido para mandar más sangre a los músculos.
- La respiración se aceleraba para captar más oxígeno.
- Los músculos se tensaban, preparados para correr o luchar.
- El cerebro se enfocaba solo en lo esencial: sobrevivir.

Ese pico de estrés era **puntual, útil y positivo:** huías, te salvabas y, después, tu cuerpo volvía al **modo calma** (gracias al sistema parasimpático), cuando recuperaba y reparaba. Era un ciclo natural de activación y recuperación.

El problema actual es que **seguimos teniendo el mismo sistema en un contexto muy distinto.** Hoy no nos persigue un león, sino que vivimos con «microleones diarios»: correos sin contestar, discusiones familiares, tráfico intenso, hipoteca, notificaciones en el móvil... El cuerpo no distingue si el peligro es un tigre o un email urgente: activa la misma respuesta fisiológica. Y, como esos estímulos nunca terminan en el modo de vida actual, ese estrés deja de ser puntual y se convierte en **crónico**.

He aquí algunas de las consecuencias más reseñables:

- **Inflamación sistémica mantenida** → los tejidos que deberían repararse no lo pueden hacer bien.
- **Músculos rígidos de forma continua** → tu biomecánica y postura cambia, la rodilla recibe más estrés en cada paso, aparecen problemas de respiración, dolor de cuello...
- **Patologías asociadas** → hipertensión, resistencia a la insulina, problemas digestivos...

A modo de resumen, se podría decir que en el pasado el estrés era la **chispa puntual que encendía el motor cuando hacía falta**. Hoy, en cambio, **no dejamos de pisar el acelerador todo el día**: el motor (el organismo) se sobrecalienta, se desgasta y, al final, van apareciendo los fallos.

Estrategias prácticas para «dejar de pisar el acelerador» y activar el sistema parasimpático

1. Respiración consciente

La respiración lenta y diafragmática estimula el nervio vago, la principal vía de activación del sistema parasimpático. Esto reduce la frecuencia cardiaca y la tensión arterial, y envía una señal al cerebro: no hay peligro.
Beneficios:

- Disminuye los niveles de cortisol y adrenalina en la sangre.
- Aumenta la variabilidad de la frecuencia cardiaca (HRV), un marcador que implica una mejor regulación autonómica.
- Reduce la percepción del dolor en personas con dolor crónico, así como la ansiedad.

En lo que a la rodilla se refiere, al reducir el nivel de cortisol y la tensión muscular, se favorece un entorno antiinflamatorio y con menos rigidez, lo que conlleva menos dolor y una mejor recuperación.

La respiración consciente se puede poner en práctica a través de un sencillo ejercicio que paso a contarte.

Ejercicio respiración consciente

Primero túmbate en el suelo bocarriba, levanta las piernas y dobla las rodillas 90°. Apoya los pies contra una pared, tal como se muestra en la imagen. A continuación pon la manos sobre el diafragma (en el abdomen) y, cuando tomes aire, comprueba que las manos se levantan (respiración diafragmática). Toma aire por la nariz durante cuatro segundos y trata de expulsarlo por la boca durante otros cuatro, mientras notas cómo descienden las manos.

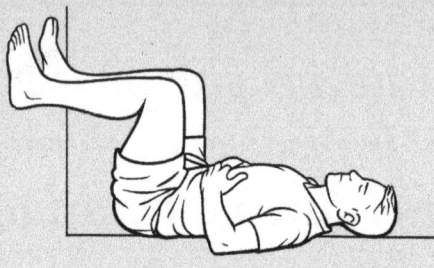

2. Paseos: la herramienta más infravalorada contra el estrés

Como ya vimos, el movimiento **NEAT** (todo aquel que no es entrenamiento) es clave para tu salud articular y metabólica. Pero hay un beneficio extra que muchas veces se pasa por alto: **la capacidad que tiene para reducir el estrés.**

El simple hecho de salir a caminar, sin móvil ni otras distracciones, tiene un impacto directo en los niveles de cortisol. Caminar activa un ritmo respiratorio más profundo, relaja la musculatura y ofrece una «válvula de escape» a la tensión acumulada durante el día.

Si, por tus circunstancias, puedes dar ese paseo en la **naturaleza o un entorno verde**, el efecto se multiplica:

- Estudios en *forest bathing* (literalmente, «baños de bosque») muestran que un paseo de entre veinte y treinta minutos en un parque o zona arbolada reduce de manera significativa los niveles de cortisol y la presión arterial.

- La exposición a entornos naturales aumenta la variabilidad de la frecuencia cardiaca (HRV), un marcador de mayor equilibrio entre los sistemas simpático y parasimpático.

- Además, favorece la producción de serotonina y dopamina, neurotransmisores que mejoran el estado de ánimo y disminuyen la percepción de dolor.

Un paseo diario no lleva solo a quemar calorías. Implica **bajar el volumen del estrés interno, reducir la inflamación y relajar la musculatura** que rodea la rodilla. Y, cuanto más lo hagas en contacto con la naturaleza, más lo notarán tanto tu cabeza como tu organismo.

3. Higiene del sueño

Vimos en el capítulo dedicado al **sueño** que respetar los **ritmos circadianos** (el reloj biológico interno que regula cuándo deberías estar activo y cuándo deberías descansar) es fundamental para tu salud y para la recuperación de tu rodilla.

El problema es que el **estrés crónico rompe ese equilibrio**:

- Cuando vives en modo alerta, el cuerpo mantiene altos niveles de cortisol, incluso durante la noche.

- Esto interfiere en la liberación de melatonina, la hormona que le transmite al cerebro la orden de dormir.

- A resultas de esto, duermes peor, te cuesta conciliar el sueño o te despiertas varias veces durante la noche.

Por lo tanto, es fácil que se ponga en marcha el siguiente círculo vicioso: **más estrés** → **peor sueño** → **más cortisol y más inflamación** → **más dolor y peor recuperación**.

Es como si tuvieras el motor de la maquinaria encendido todo el tiempo: nunca lo apagas por completo, por lo que tu rodilla acaba pagando ese precio, porque no le ofreces el entorno biológico que necesita para repararse.

Pese a todo, la buena noticia es que puedes **aprovechar el ritmo circadiano a tu favor** para que el nivel de estrés baje y mejores la calidad de tu sueño:

- **Luz natural por la mañana** → sincroniza tu reloj interno y ayuda a que el nivel de cortisol sea más reducido al final del día.

- **Paseo al aire libre después de comer** → mejora la digestión, reduce el pico de estrés y te prepara para un descanso más profundo por la noche.

- **Rutina de desconexión digital antes de dormir** → reduce los estímulos que mantienen al sistema simpático alerta.

De esta manera, todo se conecta, pues **menos estrés** implica un **mejor sueño** y este, a su vez, una mejor **recuperación articular**.

4. Desconexión digital

La exposición constante a notificaciones y pantallas mantiene el sistema simpático en alerta. El cerebro percibe cada estímulo como una pequeña amenaza, lo que lleva a producir cortisol. Reducir ese bombardeo hace que disminuya la carga de estrés basal.

Beneficios de una menor exposición a los entornos digitales:

- Disminuye la ansiedad y mejora la calidad del sueño al exponernos menos a la luz azul nocturna.

- Un menor uso de las redes sociales se asocia con un menor índice de depresión y mayor bienestar subjetivo.

- Mejora la capacidad de concentración y de tomar conciencia del presente, lo que reduce la «rumiación mental» asociada al dolor crónico.

Desactivar las notificaciones del teléfono, limitar el acceso a las redes sociales, tener un móvil solo para el trabajo (y dejarlo en la oficina o no usarlo al llegar a casa) y otro para la vida personal son algunas ideas prácticas que funcionan bastante bien.

Cada una de estas estrategias activa el sistema parasimpático y ayuda a contrarrestar el modo alarma en el que vivimos. No es magia, sino una cuestión de mera fisiología. Si entrenas y comes bien, pero no gestionas el estrés, tu rodilla seguirá atrapada en un estado inflamatorio que hará que se frene tu progreso.

5. Tomar el sol a diario

La luz solar afecta enormemente a nuestra salud. Algo que puede sonar demasiado simple para ser verdad es que, si no ves el sol casi todos los días, tu cuerpo va a peor; no de un día para otro, sino poco a poco.

El cuerpo tiene un reloj interno; uno real, no metafórico. Y ese reloj se ajusta principalmente gracias a la luz natural. Ni con la alarma del móvil ni con el café. Con la luz del sol.

Cuando te expones a la luz de la mañana, tu cerebro entiende lo siguiente: «Es de día. Toca activarse». Y, cuando esa señal se repite día tras día, por la noche entiende lo contrario: «Ya está. Toca descansar y reparar».

¿Sabes qué pasa cuando ese reloj está completamente desajustado? Que duermes peor. Te levantas con menos energía. Estás más irritable. Te cuesta moverte. Y sí: también es más probable que te duela más la rodilla. Porque la rodilla no es como un objeto aislado en una urna. Vive dentro de un cuerpo que está regulado... o desregulado.

En la actualidad, la vida conlleva un problema: vivimos en espacios interiores la mayor parte del día. Sales de casa, te metes en el coche, luego en una oficina, vuelves, gimnasio con luz artificial, pantallas por la noche… Lo más probable es que todo el sol del día lo hayas visto unos segundos mientras cruzabas un paso de peatones.

¿Cuál es el resultado de todo esto? Que el cerebro se confunde. Y, cuando el cerebro se confunde, pasan tres cosas que son de tu interés si quieres recuperarte de una lesión:

- Duermes peor (y sin sueño no hay reparación).
- Asciende el nivel de estrés (y con estrés el cuerpo es más susceptible a los procesos inflamatorios y hay probabilidad de más molestias).
- El sistema nervioso se vuelve más sensible (y la rodilla parece ser más sensible ante cualquier carga, estímulo o movimiento).

Por eso, como hemos visto, no podemos centrarnos solo en poner en marcha una serie de ejercicios para el vasto interno. Porque así no funciona la complejidad de nuestro cuerpo. Esto hace que mucha gente siga perdida año tras año, perdiendo calidad de vida después de probar los «mejores ejercicios» o de ponerse en manos de la mejor máquina de fisioterapia de última tecnología.

Así que, si te quedaras con una sola idea de este capítulo, debería ser esta:

Cada día, exponte a la luz natural por la mañana entre diez y veinte minutos. Puede ayudarte mucho a mejorar en calidad de vida, ya que se empezarán a regular los biorritmos y, además, ese pequeño hábito puede cambiar muchos otros factores importantes (regulación del sueño, activación por la mañana, mejora del sistema inmune…).

La luz del sol hace algo que parece mágico, pero que no es más que fisiología: ajusta el reloj biológico:

- Te activas mejor por la mañana.
- Por la noche te entra sueño antes y tienes mayor regularidad a la hora de dormir.
- Duermes más profundamente y te recuperas mejor.

Con el paso de los días, tu organismo estará menos «en estado de alarma» y te permitirá moverte con menos amenazas. Entre otras cosas, esto hará que la rodilla duela o moleste menos.

Hay que recordar que no es lo mismo recibirla en un espacio interior, por ejemplo, a través de una ventana. Ayuda, pero no se obtienen los mismos beneficios. La luz exterior tiene una intensidad mucho mayor que la de interior, incluso en los días nublados.

El mejor momento del día para exponerte a la luz solar es, sin duda, **por la mañana**. Idealmente, dentro de la primera hora después de levantarte. **Entre diez y veinte minutos de luz natural** suelen ser suficientes para que el cuerpo reciba la señal de puesta en marcha que necesita. Si el día está nublado o la luz es menos intensa, se puede alargar ese tiempo hasta los **veinte o treinta minutos**. Este simple gesto es el que más impacto tiene sobre tu energía, tu sueño y tu capacidad de recuperación.

Además, si puedes, **exponte unos minutos al atardecer**. Con **cinco o diez minutos** es suficiente para ayudar al cuerpo a entender que el día se va acabando. Este gesto actúa como un freno natural: baja las revoluciones, prepara al sistema nervioso para la noche y facilita que el descanso no te encuentre con el motor acelerado.

Exponerte a la luz solar no solo regula tu reloj biológico, sino que también tiene un efecto muy práctico en tu día a día: **hace que te muevas**. Cuando sales a buscar luz, casi siempre has de caminar un poco, salir al exterior, cambiar de ambiente. Sin darte cuenta, hace que te muevas más, que dejes de estar sentado durante un rato y que empieces el día con otra energía. Es curioso, pero mucha gente que empieza a exponerse a la luz por la mañana nota que ese pequeño gesto arrastra otros hábitos: apetece más salir a pasear, prestar un poco más de atención a la comida, entrenar con mejor actitud o simplemente no pasar el día entero en espacios interiores. No es tanto una muestra de fuerza de voluntad como de biología bien ajustada. Cuando el cuerpo recibe las señales correctas, es más fácil tomar mejores decisiones.

Ahora bien, es importante entender algo esencial: **exponerse a la luz solar no significa tomar el sol en exceso**. No hace falta tumbarse una hora al sol del mediodía, como se hace tan a menudo en la playa. De hecho, este hábito acaba perjudicando. El sol más fuerte, el de las horas centrales del día, es el que más daño puede hacer a la piel y no aporta beneficio alguno a la regulación del cuerpo. Se trata de **darle información al organismo**, no de castigarlo. Unos minutos de luz natural por la mañana, con el sol todavía bajo, son mucho más efectivos y seguros que largas exposiciones cuando el sol aprieta con más dureza.

Quédate con la idea de que lo ideal son pequeñas dosis diarias —o con la mayor regularidad posible—, integradas en tu rutina, no sesiones largas y esporádicas. Igual que con el entrenamiento, no tiene sentido implicarse una barbaridad un día y luego nada en semanas, sino mantenerse constante. La constancia no solo ayuda al sueño y al nivel de energía, sino que también crea el terreno perfecto para que se acompañe de más movimiento, mejores hábitos y, a largo plazo, una rodilla que responda mejor al día a día.

Muchos lectores y lectoras podrían preguntarse qué tiene que ver una práctica saludable como tomar el sol en la dosis adecuada con las rodillas. Pensemos en el día a día habitual de mucha gente. Se levanta por la mañana, apaga el despertador del móvil y, antes incluso de levantarse de la cama, ya ha mirado mensajes, correos o las redes sociales. Desayuna rápido en casa, con luz artificial, y sale al coche: del coche al trabajo, del trabajo a la silla. Ocho horas (o más) delante de una pantalla, casi sin levantarse, sin moverse y sin ver la luz del día más allá de lo que pueda entrar por una ventana.

Llega la tarde y, con toda la mejor intención, decide «hacer algo por su salud». Toma el coche otra vez, va al gimnasio, aparca en la puerta y se sube a una cinta para andar o correr. Treinta o cuarenta minutos mirando otra pantalla, bajo luces blancas, con el cuerpo rígido y la cabeza todavía acelerada por el ritmo desenfrenado del día. Termina, vuelve al coche, cena tarde, consulta el móvil en el sofá y se va a la cama pasada la medianoche.

En algún momento, se pregunta: «¿Por qué siento cansancio todo el día? ¿Por qué duermo mal? ¿Por qué me duele la rodilla si entreno?».

La respuesta, pese a resultar incómoda, es sencilla: **porque vivimos a contracorriente de lo que el cuerpo necesita**.

No hemos evolucionado para pasar el día sentados, encerrados y bajo luz artificial, para luego intentar compensarlo con una hora de gimnasio. Estamos diseñados para **movernos a lo largo del día**, para recibir luz solar, para cambiar de postura, para caminar, para activar el cuerpo por la mañana y descansar de verdad por la noche. Cuando se lo impedimos, el sistema se desajusta.

El problema no es la cinta, ni el gimnasio, ni el entrenamiento en sí. El problema es creer que esa hora compensa lo que hemos hecho mal durante las otras veintitrés. Es como intentar comer sano una vez al día y el resto alimentarse de ultraprocesados: algo incide, pero no compensa.

En lo que respecta a las rodillas, sucede lo mismo. Pasar horas sentado reduce la tolerancia de los tejidos a la carga, empeora la circulación, aumenta la rigidez y hace que cualquier estímulo se perciba con mayor intensidad. Si a eso se le suma la falta de luz solar, un sueño de peor calidad y más estrés, tenemos el cóctel perfecto para que la rodilla esté siempre molestando.

Por eso insisto tanto en algo tan básico como salir a la calle, caminar, recibir luz natural, moverse. No se trata de una cuestión de modas ni de que quede bien en Instagram, sino porque **implica volver a lo que somos**. A un cuerpo que necesita movimiento repartido durante el día, señales claras de luz y oscuridad, y un ritmo que tenga sentido para el organismo.

Entrenar está bien. Entrenar es necesario. Pero no puede ser la excusa para hacer mal todo lo demás. Cuando se entiende esto, se empieza a tomar conciencia de que muchas molestias no son el resultado de hacer demasiado, sino de **implicarse demasiado poco** durante el resto del día.

He aquí una regla que funciona bastante bien:

La regla del sol inteligente

1. Cada mañana, pasa entre diez y veinte minutos al exterior, aunque solo sea dando una vuelta a la manzana o tomándote el café en la ventana.
2. Si hay dolor o inflamación, el paseo es todavía más importante; eso sí, ha de ser suave, sin forzar, ya que favorecerá la llegada de nutrientes a la zona.
3. Si puedes, pasa otros cinco o diez minutos al atardecer para cerrar el día y, si es por un parque o en medio de la naturaleza, mejor.
4. No dudes en exponerte a la luz solar, pero procura no quemarte.

PARTE III
PRINCIPALES LESIONES DE RODILLA Y CÓMO TRATARLAS A TRAVÉS DEL EJERCICIO

CAPÍTULO 8

Lesiones de menisco.
Todo lo que debes saber

El falso mito de tener que operarse

L a mayoría de las personas que llegan a nuestra consulta con una rotura de menisco piensan que la única solución es operarse. Consideran que, si no pasan por quirófano, acabarán cojeando o con una rodilla para el arrastre.

Pero la realidad es muy distinta.

Hoy sabemos que en muchos casos no hace falta operar. De hecho, un buen tratamiento de tipo conservador —basado en fuerza, movilidad y control de la carga— puede ofrecer resultados tan buenos o incluso mejores que la propia cirugía. No lo digo solo yo: en cualquier congreso de traumatología y medicina deportiva de la actualidad, la opción de no operar se plantea cada vez más como la primera elección.

El problema surge cuando acudimos a profesionales que llevan treinta años practicando operaciones de menisco sin considerar otras alternativas. En esos casos, la respuesta suele ser rápida: «Esto se opera». Pero estamos en la tercera década del siglo XXI y las cosas han cambiado. Hoy entendemos que operar no siempre es sinónimo de mejoras y que, en algunos casos, la cirugía puede generar más perjuicios que beneficios.

Es lo que se conoce como iatrogenia, cualquier daño o consecuencia negativa provocada por una intervención médica o sanitaria, ya sea una cirugía, un fármaco o incluso un diagnóstico mal enfocado; por ejemplo, cuando se produce una infección tras la operación, un dolor persistente después de una menisectomía innecesaria o una pérdida de función por haber retirado más menisco del necesario.

Comparto a continuación un caso real. A un paciente al que le acabaron extirpando el 40 % del menisco porque le dolía al jugar o al ponerse en cuclillas nadie le había propuesto un plan de trabajo progresivo para recuperar la función de su rodilla. El resultado fue, años después, más molestias y un cartílago desgastado. En este caso, y como se suele decir, el remedio fue peor que la enfermedad.

Resonancias y hallazgos: cuando el daño no siempre explica el dolor

Una de las frases que más escuchamos en la consulta es la siguiente: «Me han hecho una resonancia por la que me han diagnosticado que tengo el menisco roto. ¿Cómo no me va a doler?». Aquí ya se pone de manifiesto la confusión que hay en torno a este tema.

La resonancia magnética es una herramienta muy útil, pero también muy sensible: detecta cualquier mínima alteración del tejido, incluso aquellas que no generan síntomas. Eso puede llevarnos a pensar que, si algo se ve roto, habrá que arreglarlo. Pero no siempre tiene por qué ser así.

Un estudio publicado en *Skeletal Radiology* analizó 230 rodillas de adultos que no presentaban dolor en la articulación mediante resonancia de 3.0 T y encontró que el 97 % de la muestra presentaba alguna alteración estructural, como lesiones meniscales, desgaste de cartílago o edema óseo (Horga *et al.*, 2020).

Otro trabajo, en este caso en la publicación *Arthroscopy: The Journal of Arthroscopic and Related Surgery*, observó que más del 60 % de los deportistas sin molestias también presentaban roturas meniscales parciales o degenerativas, sin que eso afectara a su rendimiento ni les generara dolor (Beattie *et al.*, 2005). Y es que la mayoría de las rodillas sanas en realidad muestran síntomas de desgaste o rotura en las imágenes por resonancia.

Esto nos enseña algo fundamental. Ver daño no siempre significa tener dolor ni el dolor implica siempre que haya un daño estructural relevante.

El cuerpo humano no es una máquina que se rompe y deja de funcionar. Es un sistema adaptable, con una enorme capacidad de compensación y reparación. Por eso, hay personas con el menisco roto que viven y entrenan sin molestias, mientras que otras con resonancias perfectas sienten un dolor continuo.

El error está en confundir hallazgo con diagnóstico. Una resonancia te muestra el estado de tus tejidos, pero no puede medir tu función, fuerza, hábitos del día a día ni tu capacidad de adaptación. Y son precisamente esos factores —la fuerza, la movilidad, la estabilidad y los hábitos— los que determinan si tu rodilla va a mejorar o no, al menos en gran medida.

Así que, si te han dicho que tienes el menisco roto, no entres en pánico. En la mayoría de los casos, con tiempo, trabajo bien planificado y paciencia, la rodilla se adapta y vuelve a funcionar sin que la rotura limite. Lo importante no es tanto lo que muestra la imagen como la manera en que tu cuerpo responde al movimiento.

Recuerda que una cirugía innecesaria puede conllevar más problemas que la propia lesión. Por eso, antes de tomar una decisión, infórmate, busca una segunda opinión de un buen traumatólogo especializado en rodilla y entiende bien qué necesita tu caso. La resonancia muestra cómo está el tejido, no cómo se siente la rodilla. No todos los «hallazgos» necesitan tratamiento, y mucho menos cirugía.

Averigua qué rotura tienes

Una vez que entiendes que tener el menisco roto no siempre implica dolor ni ha de llevar a una operación, el siguiente paso es saber qué tipo de rotura tienes porque no todas son iguales ni se comportan de la misma forma.

El menisco es una especie de almohadilla de fibrocartílago con forma de media luna que actúa como amortiguador y guía el movimiento entre el fémur y la tibia. Y, dependiendo de cómo se rompa, la evolución puede ser muy distinta. A grandes rasgos, las roturas se dividen por su forma y localización:

- **Longitudinal vertical:** se produce a lo largo del menisco; si progresa, puede formar la llamada «asa de cubo», que a veces causa bloqueos mecánicos.

- **Radial:** corta el menisco hacia el centro, como una grieta en una rueda; es común en lesiones degenerativas.

- *Flap* o **pico de loro:** deja un fragmento suelto que puede engancharse dentro de la articulación y dar sensación de pellizco.

- **Horizontal:** aparece sobre todo con el desgaste y el paso del tiempo; muchas veces es asintomática.

- **Compleja:** combina varios tipos de rotura, más habitual en personas de más edad o tras cirugías previas.

- **De raíz:** provoca mucho movimiento del menisco, lo que a su vez acelera la degeneración, por lo que se recomienda operar.

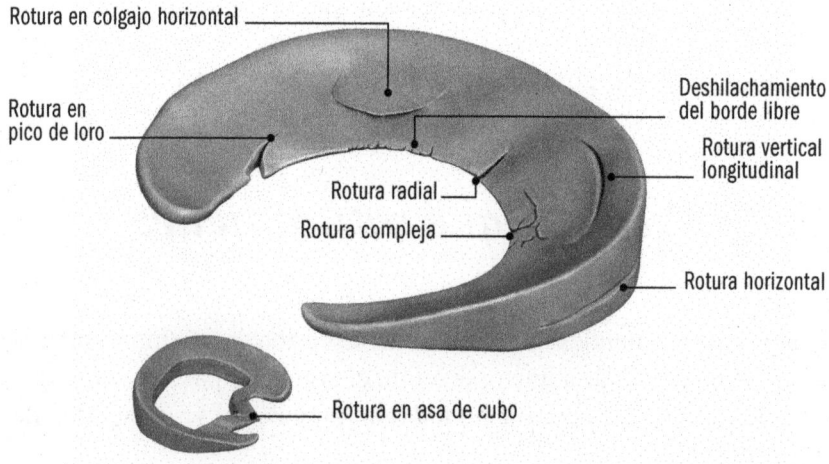

Rotura en colgajo horizontal

Rotura en pico de loro

Deshilachamiento del borde libre

Rotura vertical longitudinal

Rotura radial

Rotura compleja

Rotura horizontal

Rotura en asa de cubo

Además, es importante saber en qué **zona del menisco** se ha producido, ya que en algunos casos cicatrizará mejor:

- Zona roja-roja **(externa)**: tiene muy buen riego sanguíneo, por lo que cicatriza con facilidad.
- Zona roja-blanca **(intermedia)**: tiene riego parcial, así que puede cicatrizar si se da un entorno adecuado (movimiento, carga progresiva, estabilidad, buena fuerza muscular).
- Zona blanca-blanca **(interna)**: sin irrigación sanguínea, depende solo del líquido sinovial para nutrirse, por lo que su capacidad de reparación es muy limitada.

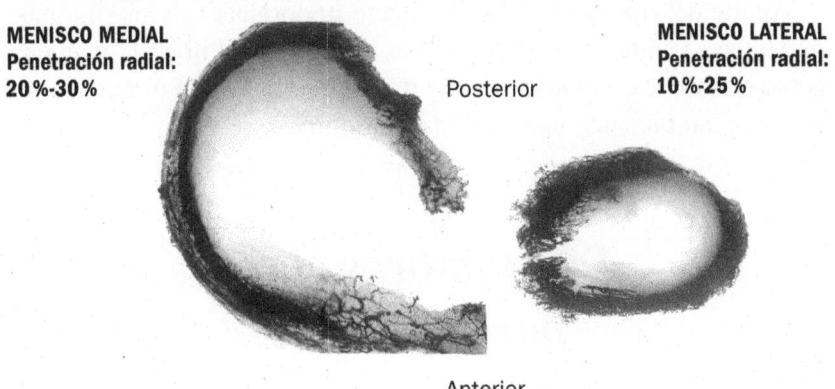

MENISCO MEDIAL
Penetración radial:
20%-30%

Posterior

MENISCO LATERAL
Penetración radial:
10%-25%

Anterior

Vascularización periférica del menisco y zonas roja-roja, roja-blanca y blanca-blanca. Imagen adaptada de Mameri *et al.* («Review of Meniscus Anatomy and Biomechanics», *Curr Rev Musculoskelet Med*, 2022).

Además de lo apuntado hasta el momento, hay que tener en cuenta la edad, deportes que se quieren practicar y los síntomas (aspecto, este último, que veremos a continuación). No es igual el caso de Javi, de dieciocho años, que se ha roto el menisco en una zona roja-roja y que juega al fútbol cuatro veces por semana —le exige saltar, chocar, frenar en seco…—, que el de Paco, de cincuenta años, que tiene una lesión horizontal que solo le molesta cuando se agacha y que las demandas de su vida son poder salir en bici los fines de semana y a la montaña de vez en cuando. Siempre hay que contextualizar y ver el caso concreto.

Síntomas: cuándo preocuparte (y cuándo no)

Saber que tienes una rotura de menisco no debería hacer que dejaras de moverte, ni mucho menos someterte de inmediato a una operación. De hecho, la mayoría de las personas con lesiones meniscales viven, entrenan y hacen deporte sin pasar por quirófano. Lo importante no es tanto lo que tienes como la manera en que responde tu rodilla en el día a día.

Aparte del tipo de rotura, un aspecto importante son los síntomas que tienes, ya que, como hemos visto a lo largo del libro, hay mucha gente que tiene el menisco roto y ni siquiera lo sabe. Por ello, es importante también acompañar con los síntomas.

Tres factores clave para operarse

Comparto a continuación los tres factores principales que tenemos en cuenta en la consulta para aconsejar a la persona si conviene, o no, pasar por quirófano:

Factor 1. Bloqueos mecánicos repetidos

Si notas que la rodilla se queda bloqueada, sin poder flexionarla o estirarla del todo durante unos segundos o minutos, puede que haya un fragmento meniscal suelto que se interpone entre los huesos. Cuando esto ocurre de forma continua o limita la vida diaria, tiene sentido plantear una reparación quirúrgica (por ejemplo, en roturas del tipo «asa de cubo»).

Factor 2. Inflamaciones importantes o recurrentes

Es normal que, tras una lesión o un esfuerzo intenso, la rodilla se inflame un poco. Pero, si notas derrames de líquido grandes o repetidos que te impiden apoyar o flexionar la pierna, o caminar con normalidad, incluso después de hacer lo que se debe (reposo activo, ejercicios de fuerza adecuados, movilidad, etc.), puede ser señal de que la articulación no está tolerando bien la carga o de que existe un fragmento que irrita el tejido. En esos casos, conviene hacer una valoración más profunda.

Factor 3. Dolor persistente tras un buen tratamiento conservador

El dolor no es el enemigo: es información. Sin embargo, si tras cuatro o seis meses de trabajo bien estructurado —con fuerza, control de carga, buenos hábitos y readaptación progresiva de la actividad que querías hacer— el dolor sigue siendo limitante, entonces sí se habría de valorar la opción quirúrgica. También cuando un menisco que se rompió tiempo atrás da a menudo la sensación de que la pierna falla en mitad de una práctica deportiva.

En el caso de que finalmente debas someterte a la operación, piensa que, aunque creas que has perdido el tiempo, no es así, porque llegar a la cirugía en un buen estado de forma —además de haber instaurado nuevos hábitos— optimizará el periodo de recuperación posterior.

En cambio, no son señales de alarma:

- Dolor leve o puntual al agacharte o girar.
- Molestias tras entrenar que desaparecen en uno o dos días.
- Crujidos o ruidos sin dolor (muy habituales y normales).
- Una resonancia que arroje malos resultados si, por el contrario, te sientes bien.

Estos son síntomas de adaptación, no de daño. En cualquiera de los casos, lo más importante es que sepas que una rodilla que se mueve, se fortalece y se usa de la manera adecuada tiende a mejorar, no a empeorar.

En resumen, si no hay bloqueos, inflamaciones repetidas ni dolor persistente tras meses de trabajo bien guiado, la solución es el movimiento, no la cirugía. El cuerpo tiene una enorme capacidad de adaptarse y estabilizar una lesión meniscal con el tiempo. Pero, si la rodilla se bloquea, se inflama continuamente o el dolor no cede a pesar de hacer lo indicado, entonces sí conviene valorar la opción quirúrgica.

Tipos de operación

Si tras un periodo de entrenamiento de tipo conservador los síntomas no mejoran o hay bloqueos mecánicos repetidos, **la cirugía puede ser una buena opción.** Pero no todas las intervenciones de menisco son iguales, como tampoco lo son sus consecuencias a largo plazo. Por eso, antes de decidir, es importante **entender qué se pretende hacer** y qué implicaciones tiene cada tipo de intervención.

1. Sutura meniscal (reparación)

Es la opción más conservadora de las cirugías posibles: se **cose el menisco roto** para que cicatrice. Se utiliza sobre todo en personas jóvenes, deportistas o en roturas situadas en la **zona roja o roja-blanca**, ya que en esas áreas **hay riego sanguíneo suficiente** para favorecer la curación.

- **Ventajas:** conserva el menisco y mantiene su función como amortiguador natural, por lo que se trata de la mejor opción a largo plazo para la salud de la persona.
- **Inconvenientes:** la recuperación es más lenta (seis meses hasta la vuelta deportiva) y **no siempre cicatriza bien.** Además, solo se recomienda suturar en la zona roja-roja o roja-blanca (esta última con una mayor probabilidad de fallo).

Un dato que se debería conocer es que **cerca del 40% de las suturas meniscales no terminan de consolidar por completo**, lo que no siempre significa un fracaso, pero sí puede implicar pequeñas molestias residuales o que vuelvan a aparecer los bloqueos previos a la operación. Por eso no es una solución mágica, ya que hay un porcentaje considerable de fallo de la sutura.

Si la intervención cicatriza correctamente, el resultado es el esperado, lo que permite volver al mismo nivel deportivo y con bajo riesgo de artrosis futura al conservar el menisco.

2. Meniscectomía parcial

Es la intervención más frecuente. Consiste en **eliminar el fragmento dañado** del menisco y dejar el resto intacto. Durante muchos años no se cuestionó, pero en la actualidad se sabe que, **cuanto más menisco se elimina, mayor es el riesgo de degeneración articular a largo plazo**.

- **Ventajas:** recuperación más rápida (entre tres y seis semanas para recuperar la vida diaria).
- **Riesgos:** pérdida parcial de la función amortiguadora y aumento de la carga sobre el cartílago.
- **A largo plazo:** la rodilla tiende a desarrollar **signos de artrosis precoz**, especialmente si se ha extirpado más del 30-40% del menisco.

Por eso, muchos profesionales —entre los que me incluyo— preferimos **mantener una rotura estable** antes que retirar fragmentos de menisco sin necesidad, porque, literalmente, **cada milímetro de menisco cuenta** para proteger la rodilla en el futuro.

3. Trasplante meniscal

Es una cirugía menos común, reservada para personas que **han perdido la mayor parte del menisco** y presentan dolor persistente o signos iniciales de artrosis. Consiste en implantar un **menisco de donante o de tejido artificial** para tratar de recuperar parte de la función perdida.

- **Ventajas:** puede reducir el dolor y retrasar el deterioro articular.
- **Inconvenientes:** la recuperación suele ser muy larga (de entre seis y doce meses), los resultados variables y siempre existe la posibilidad de rechazo o fallo del injerto. Con el tiempo, el menisco trasplantado tiende a reducirse de tamaño, en algunos casos hasta un 40-50 % de su volumen original tras los primeros años. Esto ocurre porque el tejido implantado no se integra por completo con la estructura articular ni recibe el mismo aporte vascular y mecánico que un menisco nativo. Como consecuencia, pierde grosor y capacidad de amortiguación, por lo que en parte se vuelve a la situación previa.
- **Pronóstico:** los resultados a largo plazo son inciertos; puede reducir el dolor, pero **en ningún caso devuelve toda la función original**, por lo que la vuelta a la práctica deportiva es arriesgada.

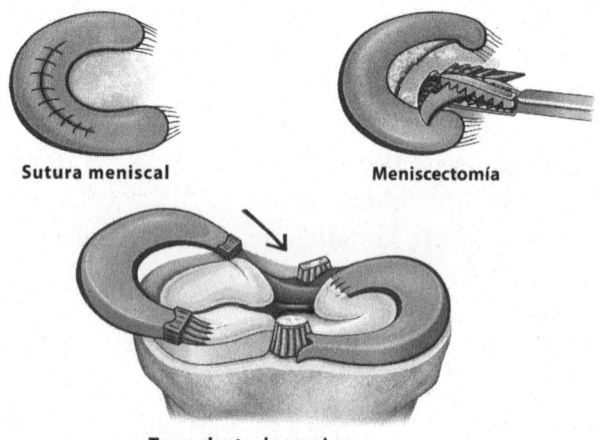

Sutura meniscal   Meniscectomía

Transplante de menisco

Tipos de intervenciones quirúrgicas.

Todo lo que debes saber para decidir si operarte o no.

De la teoría a la práctica: volver a moverte sin miedo

Una vez que entendemos qué tipo de rotura tenemos y cuándo puede ser necesaria una cirugía, el paso más importante consiste en volver a moverte con confianza. Muchos pacientes llegan con miedo a agacharse, bajar escaleras o incluso caminar en pendiente. Es algo que entiendo: tras semanas o meses de dolor, el cerebro asocia esos movimientos con peligro. Sin embargo, la única manera de recuperar una rodilla funcional y sin miedo es volver a exponerla poco a poco al movimiento.

En Baumovment, nuestra consulta, cuando trabajamos con lesiones meniscales, no tratamos de que los pacientes eviten los movimientos, sino que los reeduquen y adapten progresivamente. Nuestro objetivo es que la persona vuelva a agacharse, saltar o correr sin pensar en su rodilla. El proceso conlleva una serie de pasos.

1.er paso. Recuperar la confianza y ganar rango de movimiento

Antes de hacer una sentadilla profunda, necesitamos que el cuerpo y la mente acepten de nuevo la carga sobre la pierna cuya rodilla tiene la lesión. Comenzamos con ejercicios sencillos, como mantener el peso apoyado progresivamente sobre la pierna afectada para lograr los rangos de movimientos que causan molestia sin que causen tanta, lo que nos permite educar al cerebro para que poco a poco nos vaya dejando ganar más rango de movimiento sin presencia de dolor.

A continuación presentamos un par de ejercicios que funcionan muy bien para poder ir ganando movilidad.

Ejercicio 1. Sentadillas con TRX

Nos ayudamos de un TRX o marco de puerta para hacer sentadillas tratando de llegar hasta donde podamos sintiendo muy poca molestia (un 3/10 máximo en la escala de dolor). Es lo que llamamos «punto dulce», es decir, aquel rango de movimiento en el que podamos estar notando cierta tensión, pero sin sufrir más dolor. Una vez ahí, buscaremos hacer repeticiones para pasar tiempo en esa posición, incluso basculando el peso de una pierna a la otra para notar la sensación de añadirle algo de peso (cuatro o cinco repeticiones manteniendo entre diez y veinte segundos).

Para seguir el progreso, lo ideal es grabarse en vídeo de perfil según pase el tiempo para comprobar los avances. Si ves que vas ganando movilidad, significará que ese ejercicio le ha gustado a tu cerebro, por lo que te permitirá hacer sentadillas de manera más segura, sin tanta molestia como antes.

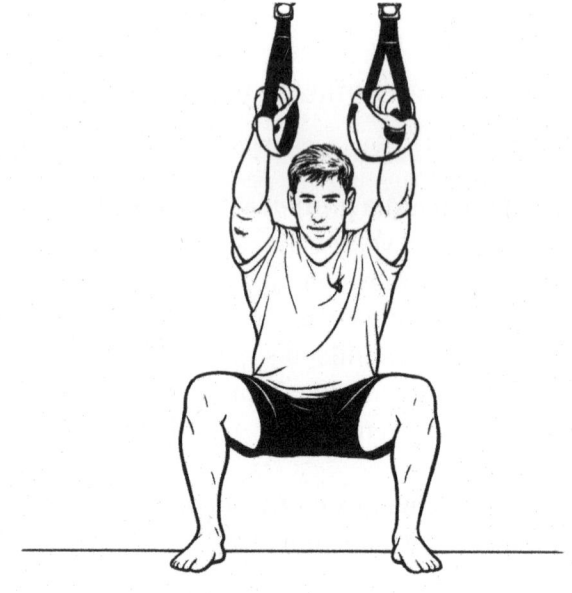

Al igual que en el ejercicio anterior, buscamos llegar a un rango de movimiento que nos haga sentir un máximo de dolor no superior a 3/10.

En este caso se recomiendan diez repeticiones de pequeñas isometrías empujando el *fitball* con los glúteos durante unos cinco segundos. Las isometrías te permiten apretar lo que quieras, evitando el dolor, lo que hará que tu cerebro empiece a ver este gesto como seguro y puedas ir ganando rango de movimiento. El resultado con el tiempo es que sentirás menos molestias en la rodilla afectada conforme la flexiones, lo que será un punto a favor en tu recuperación.

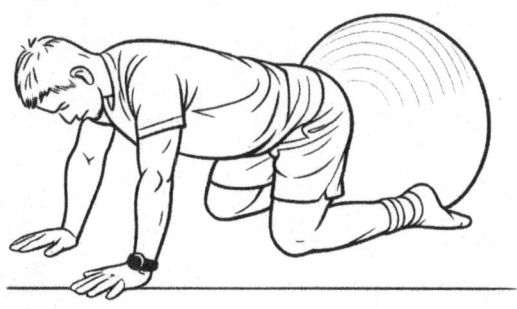

2.º paso. Progresar hacia el trabajo de fuerza

Una de las frases que más repetimos es esta: «El problema no es la sentadilla, sino el cómo, el cuánto y el cuándo».

Lo importante no es cuántos grados bajas, sino que la rodilla aprenda a tolerar la carga de forma progresiva para que puedas moverte sin miedo. Compartimos algunas tareas que empleamos con los clientes cuando están en una fase aguda de dolor después de la rotura de menisco para que vayan tolerando carga y no sientan miedo a la hora de hacer ciertos movimientos (bajar escaleras, sentarse en una silla...).

Ejercicio 3. Subida a step con mancuerna

La idea de este ejercicio es adaptar la altura del *step* para que te permita subir y bajar sin un dolor mayor de 3/10. La idea es que puedas ir aumentando el peso de la mancuerna y la altura del *step* cada semana para que así puedas tolerar más carga y llegue un momento en el que bajar o subir escaleras no moleste.

Mi recomendación es hacer dos o tres series de seis a ocho repeticiones centrándote en ir aumentando la carga para tolerar bien el rango de movimiento que te exige el día a día.

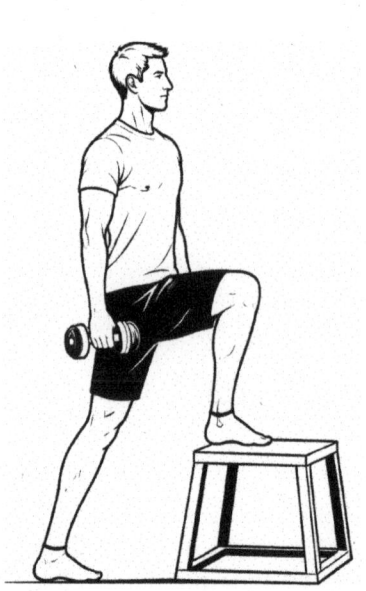 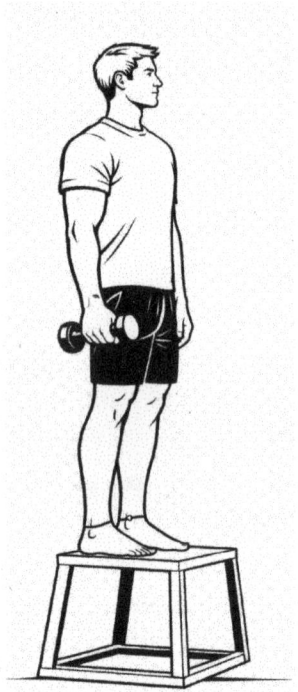

Ejercicio 4. Peso muerto con kettlebell

Debes agarrar el *kettlebell* doblando las rodillas y manteniendo la espalda ligeramente curvada, pero sin flexionar el pecho. Al levantarla debes poner la espalda erguida. Procura hacer un ejercicio que no te genere mucha molestia y que te permita ir aumentando la carga conforme pasen las semanas o quizás variar los apoyos, de bilaterales a asimétricos (en este aspecto profundizaremos más adelante).

Te recomiendo hacer tres series de entre cuatro y seis repeticiones con una carga que haga que te cueste un poco llegar a ese número de repeticiones.

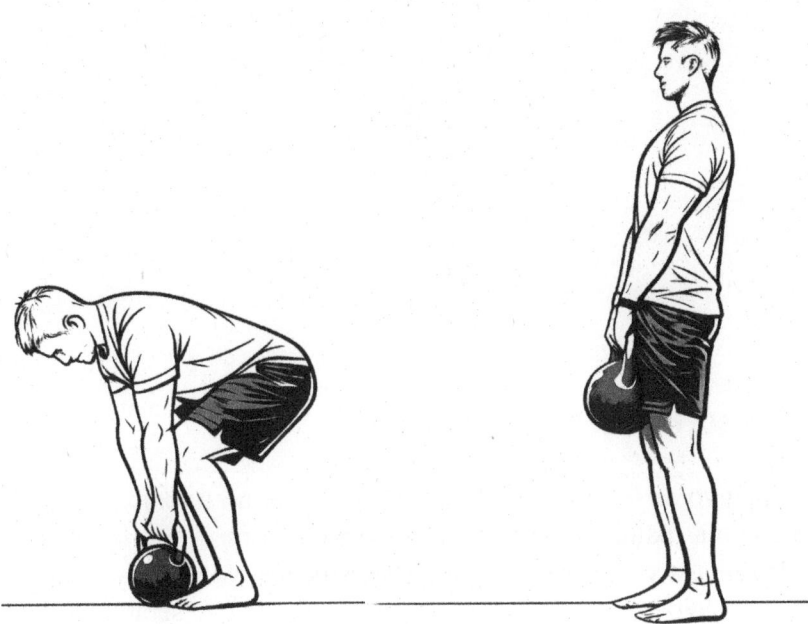

Se trata de dar pequeños saltos, de modo que vayas ganando confianza y puedas tolerar los impactos. Te recomiendo hacer dos o tres series de entre veinte y treinta segundos; gestiona tú mismo la altura de los saltos para evitar molestias.

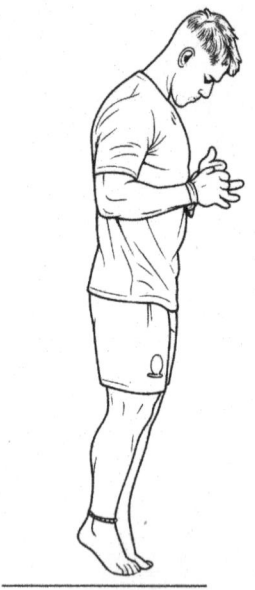

3.er paso. Transferirlo a la vida real

El objetivo de los ejercicios aludidos es hacer un trabajo de fuerza mucho más pautado e individualizado para, al final, ir progresando cada semana y, así, hacerse uno más resiliente. No se trata de elegir tres ejercicios, adoptarlos para siempre y pensar que serán una especie de magia para la rodilla.

Lo que me gustaría que entendieras es que el trabajo activo y el hecho de exponerte a ejercicios que cada vez te permitan ir ganando más movilidad, fuerza y tolerancia al impacto será la clave para recuperarte bien y volver al deporte o a la vida que hacías. En muchas ocasiones, volverás en mejores condiciones, ya que, si aprovechas la lesión para aprender, mejorar ciertos hábitos y darle la importancia que merece al trabajo de fuerza, te garantizo que mejorarás en calidad de vida.

En los siguientes capítulos veremos algo que es común a todas las lesiones y que desearía que entendieras para que no te abrumes con diagnósticos y sepas gestionar la lesión de la mejor forma posible a fin de salir adelante y no entrar en el bucle al que aludíamos páginas atrás (me molesta → hago reposo → pruebo a moverme de nuevo → me sigue molestando → dejo de hacer cosas → me va molestando cada vez más → creo que tengo algo muy grave en la rodilla → le tomo miedo a moverme → vivo con temor y rechazo la mayoría de los planes a causa de la rodilla).

Veámoslo a través de un ejemplo práctico. Ángel, un hombre de cuarenta años que vino a nosotros porque se lesionó el menisco corriendo por la montaña, se le inflamó la rodilla y le molestaba, acudió al traumatólogo. Lo primero que este último le dijo es que se debía operar. No le dio más opciones. Dado que a él no le gustaba mucho la idea del quirófano y que sabía ya de muchos otros casos de gente que había vuelto al deporte con el menisco roto sin problema, estuvo un tiempo informándose con nuestro contenido y decidió dar el paso de intentar un tratamiento conservador para volver a correr sin pasar por la mesa de operaciones. Nuestra primera impresión fue buena: no había tenido bloqueo articular y solo le molestaba al agacharse, al hacer impacto y flexionar la rodilla. Sabía que con trabajo se mejoraría, así que empezamos a entrenar.

Conforme pasaron las semanas, fue mejorando el rango de movimiento sin dolor, es decir, cada semana podía agacharse algo más. Y, aunque hubiese molestia, con el tiempo demostraba un mayor rango de movilidad, lo que era una muy buena señal. Mejoramos los niveles de fuerza procurando que las molestias no superasen el 4/10 en la escala de dolor. Más allá de las molestias, nos centramos en guiarnos por la función y ver si cada semana podía tolerar más trabajo (movimiento y rango, impacto, peso).

Al tercer mes tras haber comenzado y haber hecho un buen trabajo de fuerza que incluía tolerar cierto impacto, Ángel ya podía correr entre seis y ocho kilómetros sin molestias. Seguimos en la misma línea hasta que pudo tolerar los veinte kilómetros que hacía corriendo. Todo ello sin necesidad de operación. Como él, muchos otros casos han podido volver a practicar el deporte que solían con esta vía.

Ejemplos como el expuesto me hacen tener la convicción de que la capacidad de adaptación del ser humano es increíble y de que se sigue subestimando por puro desconocimiento. Puedes ver historias similares entre las destacadas —de menisco— en nuestro perfil de Instagram: @baumovment / @baumovment_team.

Checklist con las claves de este capítulo

Banderas rojas (consultar con facultativos)

- Bloqueos mecánicos repetidos.
- Derrames importantes o que reaparecen pese a reducir la carga.
- Dolor que no mejora tras 12-16 semanas bien dosificadas.

Errores típicos

- Aumentar tres variables a la vez: peso, repeticiones y rango.
- Evitar cualquier tipo de impacto más de 8-10 semanas.
- Tomar las imágenes de la resonancia como una verdad absoluta y no como parte del contexto.
- Creer que la operación quirúrgica es la única vía de tratamiento.

Señales de que todo va bien

- Mismas tareas con menos dolor o más rango.
- Se pueden hacer cosas que antes no se podían conforme pasan las semanas.

Ausencia de bloqueos y derrames que incapacitan durante algunos días.

CAPÍTULO 9

Lesión del ligamento cruzado anterior.
Entender, decidir y volver más fuerte

Mucho más que un ligamento roto

C uando alguien recibe la noticia de que se ha roto el ligamento cruzado anterior (LCA), automáticamente lo asocia a la intervención quirúrgica. Es una reacción normal: durante décadas se nos ha enseñado que sin ese ligamento la rodilla no puede funcionar, que es imposible volver a hacer deporte y que el único camino es el quirófano.

Pero la realidad es más matizada.

Hoy sabemos que **no todas las roturas de LCA necesitan cirugía**. Y también, que **muchas rodillas operadas no vuelven a su ser** si no se trabaja correctamente y se sigue la recuperación estándar (terapia pasiva, corrientes, magnetoterapia, ejercicios isométricos y, si acaso, ir al gimnasio a hacer máquinas de piernas).

Porque el LCA no es solo una especie de «cable que se rompe»: forma parte de una estructura compleja en la que el sistema nervioso central es el encargado de que la conexión entre el cerebro y la rodilla —y viceversa— trabajen al unísono para que la rodilla se mantenga estable en cualquier escenario.

Cuando este ligamento se lesiona, no solo se daña la rodilla, también el cerebro y el resto del sistema nervioso, pues se produce una gran cantidad de alteraciones a nivel somatosensorial, neurocognitivo y neurofisiológico.

Cuando el LCA está sano, el cerebro sabe en todo momento dónde está la rodilla, igual que un GPS conoce una ubicación determinada. Pero, si se rompe, el GPS pierde cobertura: la señal llega tarde, a intervalos o incluso desaparece.

Entonces, para evitar un accidente, el cuerpo empieza a conducir con miedo. Frenas antes de tiempo, giras con rigidez, evitas ciertas maniobras... Y eso, en el contexto del movimiento, significa una **menor coordinación, más gasto de energía y menos confianza**.

Por eso, el verdadero tratamiento del LCA no es solo «coser o no coser», sino **reeducar y poner en marcha una recuperación que lleve a una buena neuroplasticidad para volver a niveles previos a la lesión o, incluso, mejores**.

Ligamento cruzado anterior y neuroplasticidad

El LCA es uno de los principales estabilizadores de la rodilla. Su función principal es **evitar que la tibia se desplace hacia delante respecto al fémur**, pero también ayuda a controlar los movimientos de **rotación** y **valgo dinámico**.

Durante un salto, un cambio de dirección o una frenada, el LCA trabaja junto con los isquios, el glúteo y el *core* profundo para mantener la tibia en su sitio. Podría decirse que es un sensor más que un cable: contiene receptores (mecanorreceptores) que envían información constante al cerebro sobre la posición y tensión articular con el fin de activar la musculatura, para así proteger la rodilla.

Cuando se rompe, no solo se pierde estabilidad, sino también **información propioceptiva (desaferenciación propioceptiva)**. Eso explica por qué muchas personas con el LCA roto dicen frases como estas: «Tengo una extraña sensación en la rodilla, como si no fuese mía» o «Parece que me va a fallar, aunque no me duela».

Tras una lesión de LCA, el cuerpo hace algo curioso. Se adapta…, pero no siempre para bien. A eso lo llamamos **maladaptación adaptativa**. Es una respuesta del sistema nervioso para proteger la articulación lesionada, pero que a medio y largo plazo puede mantener el problema.

Imagina que tu cerebro es como un director de orquesta. Después de una rotura de LCA, ese director percibe que la rodilla ya no es estable y cambia la forma en la que manda señales a los músculos. Reduce la activación del cuádriceps, aumenta la rigidez en los isquios o el glúteo y altera los reflejos. Todo con una intención: **protegerte**. Pero, si esa protección se mantiene demasiado tiempo, el cerebro aprende un nuevo patrón de movimiento que acaba siendo disfuncional.

Por eso **no basta con fortalecer las piernas en máquinas**. Puedes tener un cuádriceps fuerte en la prensa o en la extensión, pero, si tu cerebro sigue percibiendo inestabilidad o peligro, **nunca activará esa fuerza en el momento en que la necesitas**: al frenar, girar o saltar.

Es lo que llamamos una **pérdida de control sensoriomotor**. Y muchas veces la gente solo hace máquina de cuádriceps y bici queriendo combatir esas sensaciones. Nada más lejos de la realidad, ya que influyen más factores y de mayor complejidad a la hora de mejorar la rodilla.

NEUROPLASTICIDAD POST-LCA

Falta de fuerza en el cuádriceps

MEP reducidos

Aumento de la dependencia visual

Alteraciones en ambas piernas

Mayor activación de áreas corticales que deberían reducirse

Inhibición artrogénica

Contexto y emociones

Desajuste de las vías de inhibición/ facilitación

Borrosidad de los mapas somatosensoriales

Daño en el nervio safeno o peroneo postoperatorio

Neuroplasticidad: el cerebro también se entrena

La **neuroplasticidad** es la capacidad del cerebro para reorganizarse y establecer nuevas conexiones. Después de una lesión de LCA, esta plasticidad puede jugar a favor o en contra. Si solo entrenamos la pierna donde está la lesión y lo hacemos de forma aislada, el cerebro refuerza patrones rígidos y protectores. En cambio, si incluimos tareas que sigan un buen criterio de progresión, que generen cierto desafío y en las que podamos crear cierta variabilidad de movimiento, esta neuroplasticidad se verá beneficiada al generar una conexión más eficiente entre la rodilla y el sistema nervioso central.

Por ello, desde hace una década conocemos la importancia de combinar un buen trabajo de fuerza, pliometría y mecánicas de carrera —como los cambios de dirección— con trabajo neurocognitivo como parte de las recuperaciones. Y es que vemos que el porcentaje de recaída suele ser alto en este tipo de lesiones (entre un 20-30 %) y menos del 50 % de los pacientes reportan volver al nivel previo a la lesión.

Por eso es muy importante dejar de lado las típicas recuperaciones estándar (masajes, forzar la rodilla, ejercicios isométricos, ejercicios aislados sin intensidad o probar a correr o meterse a jugar con el equipo de fútbol siete o de baloncesto sin seguir criterios funcionales) y darle una vuelta de tuerca a cómo enfocas la recuperación.

Qué se debería buscar en la recuperación para potenciar una neuroplasticidad positiva

Tu rodilla no solo necesita fuerza, también necesita aprendizaje. Cada tarea bien elegida ayuda a que el cerebro y la rodilla vuelvan a comunicarse con fluidez. Estas son algunas claves que deberías priorizar:

- **Pasa tiempo sobre una pierna (descalzo si puedes).** Mantener el equilibrio en una pierna activa miles de receptores en el pie, el tobillo y la rodilla. Es una forma simple y poderosa de mejorar tu propiocepción y reeducar al cerebro sobre la posición de la pierna.

- **Trabaja con apoyos asimétricos y unilaterales.** Evita depender siempre de la pierna no lesionada. Los ejercicios unilaterales obligan a tu sistema nervioso a repartir la carga de manera más precisa y equilibrada, eliminando compensaciones.

- **Progresa de forma continua y con sentido.** No se trata de acumular ejercicios de internet. Cada tarea debe tener un porqué y un nivel de dificultad adecuado. Si es demasiado fácil, no generarás adaptaciones. Si es demasiado intensa, tu cuerpo puede protegerse de nuevo y retroceder en la recuperación. La clave está en ajustar el estímulo para que tu sistema nervioso quiera adaptarse, no defenderse.

- **Construye una base sólida antes de correr o saltar.** Antes de pensar en correr, asegúrate de haber desarrollado fuerza suficiente para aplicar y absorber la fuerza que aplicas contra el suelo. La progresión ideal es como sigue: **buena base de fuerza → tolerar impacto a ras de suelo → carrera.** Así prepararás los tendones y la rodilla para tolerar los impactos sin sobrecargarla ni generar inflamaciones recurrentes.

- **Entrena en múltiples planos de movimiento.** La mayoría de las lesiones no ocurren caminando hacia delante o retrocediendo, sino por no controlar la rodilla **en los movimientos laterales y rotacionales.** Por eso, incluye ejercicios multiplanares que te hagan empujar, girar y estabilizar desde diferentes direcciones.

- **Introduce dobles tareas.** Aprende a entrenar sin estar mirándote la rodilla todo el rato. No tiene sentido estar todo el tiempo pendiente de la rodilla en un espejo para ver su posición. El cerebro debe aprender a saber cómo está y escoger el mejor movimiento en cada situación. Algunas aplicaciones, como Switchedon, pueden ayudarte en este sentido. Esta herramienta muestra una sucesión de colores de manera aleatoria para indicar al paciente qué acción ha de seguir como parte del ejercicio. Así mejorarás tu capacidad neurocognitiva y lograrás una rodilla estable incluso cuando tu atención esté centrada en otra cosa —como en el deporte, la montaña o la vida real.

Cirugía versus tratamiento conservador: decidir con cabeza, no con miedo

No existe una única respuesta para todos los casos. Lo que importa no es solo el grado de rotura, sino **la función neuromuscular para estabilizar, las demandas deportivas y la confianza de la persona**.

A día de hoy sabemos que hay personas con el LCA roto que viven y entrenan sin problemas, mientras que otras, incluso tras la cirugía, siguen sintiendo inestabilidad o miedo. Por eso, más que hablar del dilema de operar o no, deberíamos hablar de **cuándo y para quién**.

Cuándo puede ser viable no operarse

- Si no hay sensación de inestabilidad ni fallos al girar o saltar.
- Si se realizan actividades principales sin pivotes (ciclismo, senderismo, montañismo, gimnasio, natación).
- Si se logra buena fuerza, movilidad y control neuromuscular en los primeros tres o cuatro meses.
- Si se observa buena adherencia a la rehabilitación y un seguimiento cercano.

En estos casos, la rodilla puede desarrollar un contexto propio de un **paciente** *coper*: quien, mediante una buena recuperación, consigue que su sistema se estabilice sin necesidad de ligamento funcional.

Cuándo suele recomendarse operar

Normalmente se suele recomendar una intervención quirúrgica:

- Cuando hay inestabilidad repetida o fallos en el día a día o en actividades de giro y salto.
- En el caso de jóvenes que practican deportes de contacto o que tienen numerosos cambios de dirección con adversarios.
- Cuando existen lesiones asociadas (menisco u otras estructuras ligamentarias).
- Si no se ve mejora funcional tras un trabajo conservador completo de entre tres y seis meses.

En estos casos, la cirugía busca **restaurar la estabilidad mecánica** cuando el control neuromuscular no es suficiente para compensar (en el caso de los pacientes *non-copers*).

En 2023, un grupo noruego-estadounidense de investigadores liderado por **Grindem y Risberg** publicó un estudio que ha cambiado nuestra forma de entender el LCA: el **Delaware-Oslo ACL Cohort Study**.

En lugar de operar a todos los pacientes con el LCA roto como primera medida, propusieron algo diferente: **tres meses de entrenamiento intensivo** de fuerza, salto y control neurosensorial antes de tomar una decisión.

El resultado fue claro: más de la mitad de los pacientes **volvieron a su deporte sin pasar por quirófano**. Los llamaron *copers*, personas capaces de volver a asumir la estabilidad a través del entrenamiento y pese a tener el LCA roto. Los que no lo lograron acabaron operándose, pero con una base de fuerza y confianza mucho mayor.

En otras palabras: **la rehabilitación se convirtió en el mejor test diagnóstico**. Primero se reeduca el sistema. Luego se decide si se necesita el ligamento en función de los factores que hemos tenido en cuenta. El problema a menudo es que la gente que compite necesita estar lo más rápido posible de nuevo en acción y no le dan una oportunidad al trabajo conservador, por lo que deciden operar de inmediato, lo que para mucha gente es un error.

La clave está en **no decidir en un primer momento**. Todavía existe la creencia de que, si no te operas, no volverás a poder hacer deporte en la vida o que tendrás más artrosis a largo plazo. Y no es así.

El edema, la inflamación y el miedo inicial pueden hacerte sentir más inestable de lo que realmente te encuentras.

Por eso, cada vez más especialistas recomiendan un **periodo de prehabilitación de entre ocho y doce semanas**, incluso si se acaba operando. Esa fase previa es muy valiosa, pues mejora la movilidad, la fuerza y la confianza, y se ha demostrado que **reduce las complicaciones y acelera la recuperación** tras la cirugía (en el caso de que finalmente la haya).

¿Y la artrosis? El falso mito de que, si no te operas, tendrás artrosis

Durante mucho tiempo se ha dicho que la cirugía de reconstrucción del LCA **previene la artrosis**. Sin embargo, la evidencia actual muestra que **esa relación no es siempre así y que serán más importantes los hábitos de la persona que el hecho de si se opera o no**.

Los estudios más sólidos a largo plazo (seguimientos de cinco a veinte años) demuestran que **el riesgo de artrosis postraumática es similar en personas operadas y no operadas**, siempre que se haya logrado una buena fuerza, control de carga y estabilidad funcional.

¿Qué nos dice la ciencia?

- **Frobell** et al. **(2013, BMJ)** siguieron durante cinco años a 121 pacientes con rotura de LCA y compararon la cirugía temprana con un tratamiento conservador (con opción de cirugía diferida).

  El **resultado** fue que no hubo diferencias en cuando al dolor, función, ni signos radiográficos de artrosis. Los pacientes no operados que mantuvieron estabilidad tuvieron **igual o mejor calidad de vida**.

- **Lohmander** et al. **(2007)** revisaron varios conjuntos de estudios realizados en Escandinavia y encontraron que **hasta el 50 % de los pacientes operados desarrollan cambios degenerativos** en los diez a quince años posteriores, especialmente si había lesiones meniscales asociadas.

- **Filbay** et al. **(2019, BJSM)** confirmaron que la **cirugía no protege frente a la artrosis** y que los factores de riesgo reales son los siguientes:

  » Pérdida de extensión completa.
  » Déficit de fuerza en los cuádriceps.
  » Meniscectomía previa.
  » Inestabilidad no controlada a largo plazo.

A modo de conclusión, **operarse no garantiza evitar la artrosis.** Lo que protege las rodillas no es el ligamento, sino la fuerza, la movilidad y el control de carga que mantengas a lo largo de los años.

Por eso, tanto si te operas como si no, el foco debe estar en:

- Recuperar la simetría de fuerza.

- Controlar bien los gestos de impacto y desaceleración.

- Mantener la masa muscular activa y un buen patrón de movimiento.

Tu mejor «seguro articular» no es el injerto, **sino tu musculatura y tu capacidad de adaptarte.**

Rehabilitación: cómo organizar tu recuperación

En este apartado comparto de forma más práctica cómo organizamos en nuestro equipo las fases de la recuperación a la hora de volver al deporte y explico en qué consiste cada una de ellas.

Decidas operarte o no, la fase previa, en la que empiezas a entrenar desde los primeros días de la lesión, marca la diferencia.

Objetivos

* **Recuperar** la extensión completa **para poder andar sin cojear y activar bien el cuádriceps.**

* **Alcanzar al menos un** 90 % de la fuerza isométrica **respecto a la pierna sana.**

* **Lograr** un rango de flexión, de unos 110°, **sin dolor ni inflamación.**

* **Controlar la marcha y la tolerancia a la carga unipodal.**

* **Fortalecer el glúteo e isquios, tus verdaderos protectores del LCA.**

Desde los primeros días se pueden ir poniendo en marcha muchas estrategias que aceleran el proceso de recuperación. No se trata de dejar la pierna inmovilizada y esperar a que pase el tiempo para que desaparezca el dolor o te llamen para operarte, sino de que, desde los primeros días, te pongas a hacer ejercicios de movilidad, trabajo de cadera-tobillo, activación de cuádriceps y apoyos parciales, todo ello para optimizar la pierna. Así, la recuperación será más eficiente.

En caso de que finalmente se decida operar, la dinámica será parecida tras la intervención, ya que retrasar la rehabilitación diez o quince días generará perjuicios en la movilidad, masa muscular y fuerza muscular.

Si no hay operación, en esto consistiría la fase I. La fase II, que veremos a continuación, incluye criterios funcionales para seguir avanzando en la recuperación.

Fase I: recuperar la movilidad, activar la musculación y dejar las muletas

Objetivos principales:

- Recuperar la extensión completa de la rodilla.

- Recuperar los 110° de flexión de rodilla.

- Andar sin muletas y sin cojear.

- Activación voluntaria del cuádriceps.

- Control de la inflamación.

El objetivo principal es conseguir la extensión completa de la rodilla, ya que nos permitirá andar sin cojear y ser capaces de activar de forma voluntaria el cuádriceps. Muchas veces podemos perder esta hiperextensión si la plastia (la reconstrucción del tendón, que puede hacerse con tejido propio o con material sintético) se ha puesto demasiado tensa, se ha posicionado mal o se generan adherencias (fibrosis), por lo que estaremos muy pendientes si en tres meses no hemos conseguido la extensión completa de rodilla para ver cómo proceder a continuación.

Para que este capítulo sea más práctico, voy a compartir algunos de los ejercicios con los que trabajamos mi equipo y yo para ir consiguiendo esos objetivos. En cualquier caso, se tiene que entender que lo importante es que haya una progresión y una adaptación continua por parte de tu equipo de fisioterapeuta y readaptador.

Extensiones de rodilla asistidas. Basta con sentarte en una silla y extender y doblar de nuevo la pierna simultáneamente. Puedes colocar las manos debajo del muslo para fijar más la pierna. Puedes hacer 3 serie de 15-20 repeticiones.

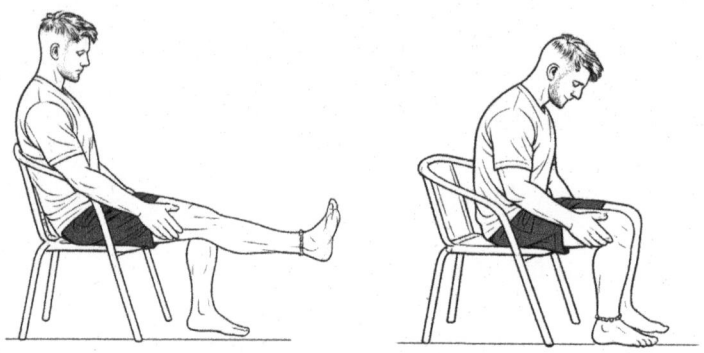

Extensión de rodilla isométrica. Este ejercicio se realiza contrayendo el músculo del muslo, manteniendo la pierna estirada y la articulación inmóvil. Con ello se fortalece el cuádriceps sin mover la articulación. Puedes hacer 3 series de 10 repeticiones de 5 segundos cada una.

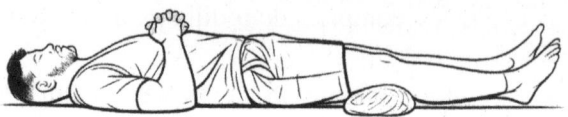

Extensión asistida por la gravedad. Este ejercicio es una técnica de rehabilitación y ejercicio físico que utiliza la fuerza de gravedad para facilitar el estiramiento y la amplitud de movimiento de una articulación. Puedes tumbarte en el suelo y poner un cojín debajo del talón cuya pierna vas a trabajar.

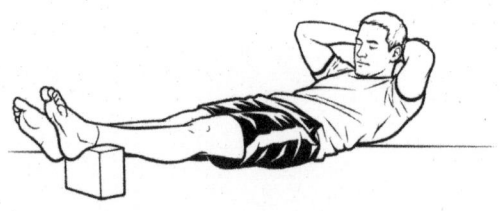

Extensión final de rodilla. Túmbate en el suelo y con los pies en alto, apoyados sobre una superficie más elevada. A continuación extiende por completo una de las piernas. Puedes hacer 3 series con 15 repeticiones por pierna.

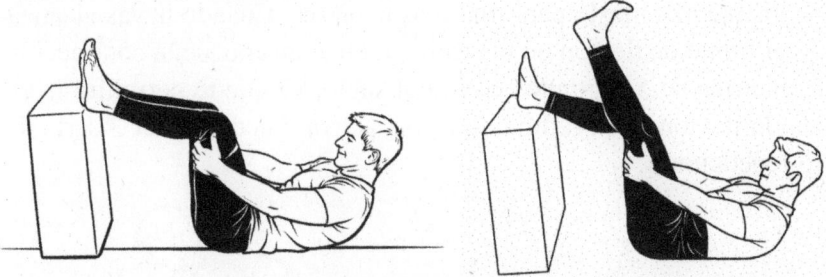

Ejercicios para mejorar la activación voluntaria de cuádriceps

Activación muscular con EMS. En este ejercicio vas a contraer los cuádriceps a la vez que activas dicha musculatura con estimulación muscular eléctrica (EMS), con el programa. Puedes hacer 3 series con 15 repeticiones cada una. Solo debes aguantar 5 segundos la tensión.

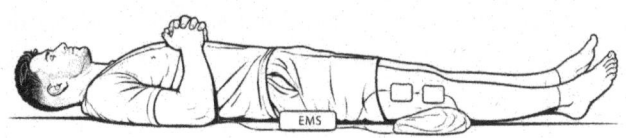

Activación y control de fuerza. En este ejercicio se activa el cuádriceps en intensidades distintas. Primero se activa 5 segundos a una intensidad del 30%, y después otros 5 al 100%. También se puede utilizar la app SwitchedOn, gratuita, que marca la variación de las tensiones con colores distintos y de forma aleatoria.

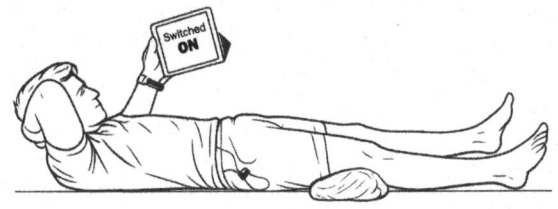

Flexión de rodilla activa. Basta con sentarte en una silla y extender y doblar de nuevo la pierna simultáneamente. Puedes colocar la mano encima del muslo para fijar más la pierna. Cuando hayas alcanzado el límite de flexión de la rodilla, realiza una pequeña contracción isométrica de 5 segundos contra el suelo, ya que te permitirá ir ganando flexión en la rodilla de forma activa. Puedes hacer 3 serie de 15 repeticiones.

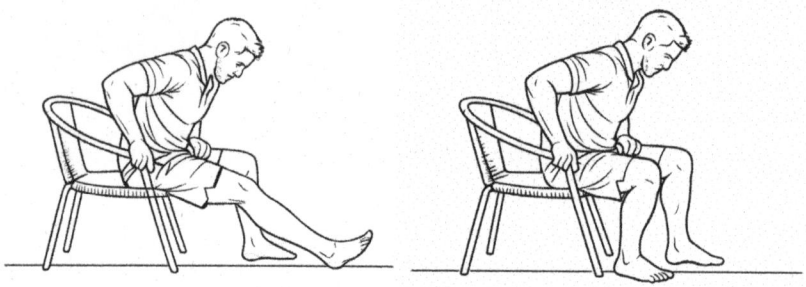

Fuerza de talón. Tumbado en el suelo, y con las piernas semiflexionadas, debes hacer fuerza con el talón sobre el suelo (a medida que puedas ve ampliando el rango de flexión de la rodilla, hasta conseguir tener, casi, las piernas extendidas). Puedes hacer 3 series de 10 repeticiones de 5 segundos cada una.

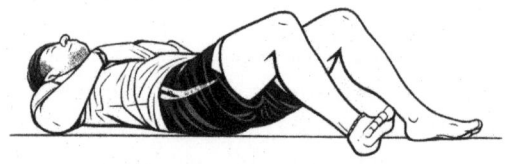

Semitándem con los ojos cerrados. Se trata de colocar un pie delante del otro, con el talón del pie delantero tocando la punta del trasero. Este ejercicio te ayudará mucho a mejorar la propiocepción y la estabilidad de la rodilla, ya que al cerrar los ojos provocamos que trabajen más otros sistemas, como el vestibular o el propioceptivo.

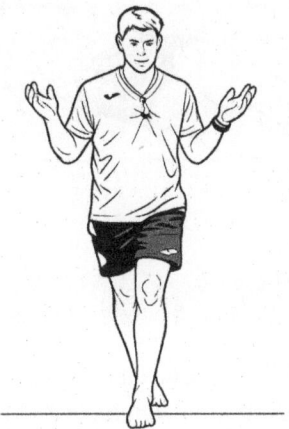

Flexoextensiones de tobillo. Siéntate en el suelo y coloca una banda elástica en la punta del pie, a la vez que la sujetas con las manos. El ejercicio solo trata de movilizar el pie, adelante y atrás. Con ello se mejora el riego sanguíneo y la movilidad de rodilla, a la vez que ayuda a no perder fuerza del complejo pie-tobillo.

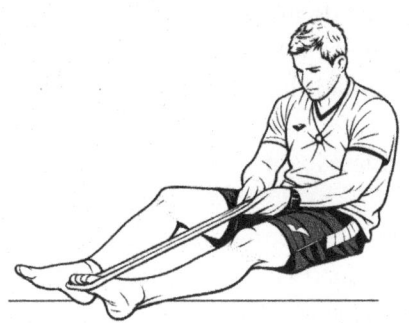

Isometrías de aducción. En este ejercicio de fortalecimiento se contraen los músculos internos del muslo (aductores) sin movimiento articular, claves para la estabilidad de la pelvis y rodilla, y la prevención de lesiones. Puedes hacerlo tumbado en el suelo, como se ve en la imagen, y con un cojín (o *foam*) entre las piernas. Realiza 3 series de 8 repeticiones cada una; en cada repetición aprieta el cojín (o *foam*) durante 5 segundos.

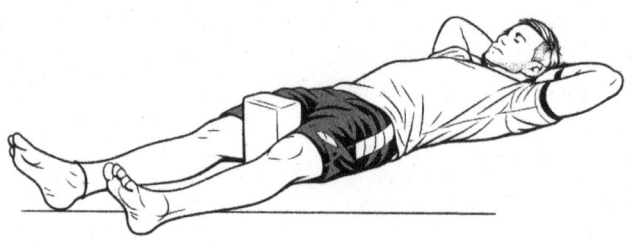

Fase II: ganancia de fuerza y tolerancia al impacto

Muchas personas decidirán parar en esta fase sin necesidad de llegar a la IV, ya que, si su demanda física será ir al gimnasio y poder jugar con sus hijos, esta fase de recuperación será suficiente. Tal como lo exponemos, no clasificamos las fases por tiempo o lesión, sino por los criterios funcionales que requerirán.

En esta fase II nuestros objetivos son los siguientes, que implican alcanzar:

- Buena fuerza del tren inferior (cadena posterior, anterior).
- Pocas asimetrías entre ambas piernas a nivel de fuerza.
- Tolerancia mínima de impacto.
- Movilidad adecuada y tolerancia a rangos de movimiento de mayor estrés (sentadilla, echar el peso en la rodilla, bajar escaleras…).
- Control de la inflamación.

En los primeros estadios conviene diferenciar la rehabilitación, aunque a medio-largo plazo tan solo habrá que ajustarla en función del deporte que quiera hacer la persona. Es decir, alguien con condromalacia en grado IV y una persona que se haya lesionado el menisco, y que quieran poder ir ambos a la montaña, entrenar en el gimnasio y hacer vida normal, coincidirán en lo que respecta a los objetivos que se proponen en esta fase.

En cambio, si el objetivo de una tercera persona es jugar al pádel dos veces en semana, escalar y jugar al fútbol con sus amistades, deberá continuar a las fases III y IV para dejar pocas cosas al azar y reducir el ratio de recaída. Solo así nos aseguramos de haber ido adaptando la rodilla a lo que tenga que lograr en esos deportes (giros, frenadas bruscas, aterrizajes después de un salto a una pierna…). Si no se trabajan este tipo de cosas, la rodilla no estará lo bastante adaptada a las demandas, por lo que el ratio de volver a hacerse daño será mayor. Para que se entienda mejor, es como si quieres aprobar una oposición exigente estudiando una parte mínima del temario.

Cuanto más preparado vayas al examen, mejor.

Base de fuerza

Como ya he comentado, lo más importante es que ambas piernas tengan una fuerza similar para evitar sobrecargar de manera continua la pierna no lesionada y, al final, nos pueda dar problemas. Además del déficit de fuerza que se puede generar, cuando se sufre una lesión también hay miedo y falta de confianza, lo que puede hacerte sentir torpe y rígido al moverte. Y esto, a su vez, implica coger miedo a muchos movimientos, como saltar una valla, saltar de un terraplén, correr por el campo, andar por la montaña y en otros terrenos irregulares…

El mayor problema suele aparece cuando solo se atiende al tiempo como único factor que lleva a la curación o mejoría tras una lesión. Solo se puede retomar la confianza poco a poco haciendo los ejercicios adecuados. De lo contrario, empezarás a evitar determinados gestos y movimientos, lo que se acaba convirtiendo en una bola de nieve que se hace más y más grande.

Por todo ello, he aquí algunos consejos para que los apliques en esta fase.

- **Trabaja en apoyos asimétricos**

Uno de los errores que más he visto es priorizar el trabajo bilateral, esto es, la prensa, la sentadilla o el peso muerto. Durante mucho tiempo se nos ha dicho que esos son ejercicios básicos, pero nada más lejos de la realidad en el caso de una recuperación de rodilla. ¿Por qué? Porque en el momento en que te lesionas empieza un proceso de sensibilización importante en la rodilla —se traduce en que no le gusta sentir presión ni carga— que hace que en los ejercicios a dos piernas se tienda a echar la mayor parte del peso sobre la pierna no lesionada. Y eso hace que, en vez de reducir los déficits de fuerza de los que adolece esa pierna afectada, haya cada vez más. Es decir, tal vez puedas con una carga cada vez mayor, pero quizás lo único que estás consiguiendo es aumentar las diferencias de fuerza entre la pierna lesionada y la que no. Por eso, jugar solo con los apoyos y posiciones de los pies hace que se eche el peso en la lesionada y que así, poco a poco, vaya mejorando la tolerancia a la carga y se reduzca el estrés (recuerda que el ejercicio es un estresor).

¿Por qué es importante trabajar en apoyos asimétricos?

- **Movilidad de forma activa**

Otro de los errores que suelo ver es cuando a determinadas personas les molesta cierto rango de movilidad y, en consecuencia, dejan de exponerse a él (como pueda ser, por ejemplo, ponerse de cuclillas), lo que genera una amenaza para el cerebro y provoca que cada vez que se sitúen en ese rango aparezca un dolor insoportable.

En este caso, la solución no es evitar ese rango para siempre, sino hacer una progresión de ejercicios para que se pueda acabar tolerando. ¿Por qué? Porque, si cada vez vas restringiendo más el rango de flexión, lo irás perdiendo y llegará un momento en el que te moleste levantarte incluso de una silla.

Hemos tenido en consulta a gente a la que le resultaba una odisea levantarse de una silla de oficina o que llevaba años sin ir a la playa porque el simple hecho de levantarse le daba pavor porque su rango de flexión de la rodilla no se lo permitía.

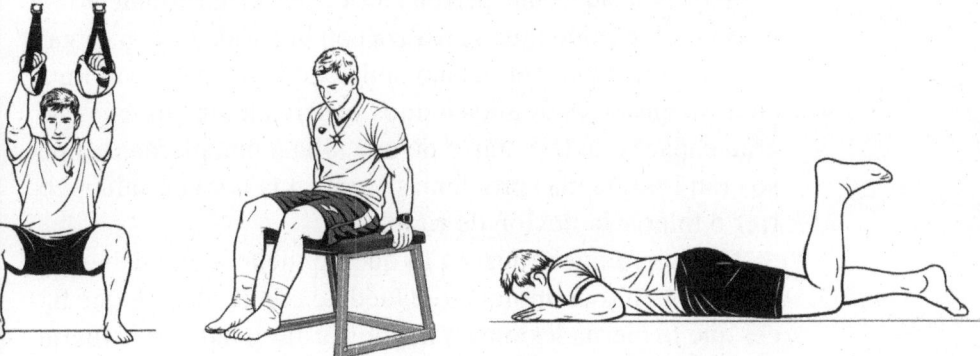

En estas tres imágenes vemos cómo podemos mejorar la flexión de rodilla. La finalidad es ir ganando más rango de movimiento de forma segura, para que luego podamos agacharnos o flexionar la rodilla sin dolor ni molestias.

Muchas veces creemos que la gente solo hace sentadillas al paralelo entrenando, pero esos gestos forman parte de la vida diaria, como cuando vas al baño, te levantas de una silla de playa, te caes al suelo y te levantas, por ejemplo.

Por ello, a nuestros clientes les enseñamos que no hay movimientos buenos o malos; dependen de lo adaptada que esté la rodilla en cuestión para tolerarlos. Podría ser que en momentos puntuales, por inflamación y dolor agudo, pudiera ser adecuado evitarlos, pero luego debemos reincorporarlos poco a poco para adaptar los tejidos a esos rangos y así evitar el miedo a esos movimientos en la vida diaria.

Como idea clave de este libro, ten presente que, para ganar movilidad has de pasar tiempo en esa posición de múltiples formas posibles sin sentir un dolor mayor a 4/10. Lo ideal será que busques a una persona que te vaya haciendo las regresiones suficientes de ejercicios para que puedas ir progresando.

Incluyo a continuación algunas tareas que suelen funcionar muy bien a quienes desean recuperar rangos de movimientos.

- **Progresa hacia el trabajo unilateral**
Si me tuviera que quedar tan solo con un ejercicio para valorar la funcionalidad de una persona lesionada, elegiría el de *pistol* pesada sobre cajón (que se realiza con intensidad y con carga).

  A nuestro equipo el trabajo unilateral le da mucha información, ya que en estos años hemos observado que quienes no eran capaces de levantarse de una silla a una pierna con peso eran los que más problemas tenían a la hora de saltar, correr o tolerar la flexión de rodilla.

  No quiero que reduzcas lo que he dicho a que debes hacer pistol en todo momento. Quédate con la idea de que hacer que la pierna lesionada llegue a estar igual o más fuerte que la otra puede ser un gran objetivo para la recuperación. Es más, en la última fase lo que más valoramos es si la persona puede hacer cualquier ejercicio, como saltar con intensidad, trabajar con carga alta o hacer un salto reactivo, tanto con una pierna como con la otra. Es precisamente esto lo que más información cualitativa nos da para saber por dónde tenemos que seguir enfocando el trabajo.

  He aquí algunas progresiones para implementar el trabajo unilateral en la recuperación.

1. **Ejercicio de zancada isométrica.** Se trata de dar una zancada hacia delante a la vez que nos agachamos ligeramente hasta encontrar un punto dulce de dolor (que no moleste más de 3/10). Una vez en esa posición, intentaremos aguantar entre 40 y 50 segundos con el fin de mejorar la eficiencia de los tejidos, adaptar tendones y que nuestro cerebro coja confianza (y no conciba ciertos movimientos como peligrosos). El ejercicio se puede completar sujetando unas mancuernas.

2. **Sentadilla búlgara con mancuerna.** Este ejercicio consiste en hacer sentadillas con una de las piernas dobladas hacia atrás y apoyada en alto. El ejercicio se intensifica sosteniendo una mancuerna. Al aumentar el peso en la rodilla de la

pierna más avanzada, mejoramos la fuerza y la capacidad de soportar estrés articular de forma progresiva.

3. **Sentadilla a una pierna a altura alta.** En este tipo de sentadilla hay que echar el peso hacia delante para hacer contrapeso. El objetivo final es poder trabajar con una pierna con el fin de reducir asimetrías entre piernas, devolver la confianza al cerebro y mejorar los grados de tolerancia al estrés articular para que luego, en el día a día, el esfuerzo generado sea menor que el que ya se ha trabajado.

4. **Sentadilla a una pierna a 90° y con peso.** Este ejercicio es uno de mis favoritos para aprender a tolerar más carga, mejorar la función física y poder establecer si la persona posee unos niveles de fuerza acordes en la pierna.

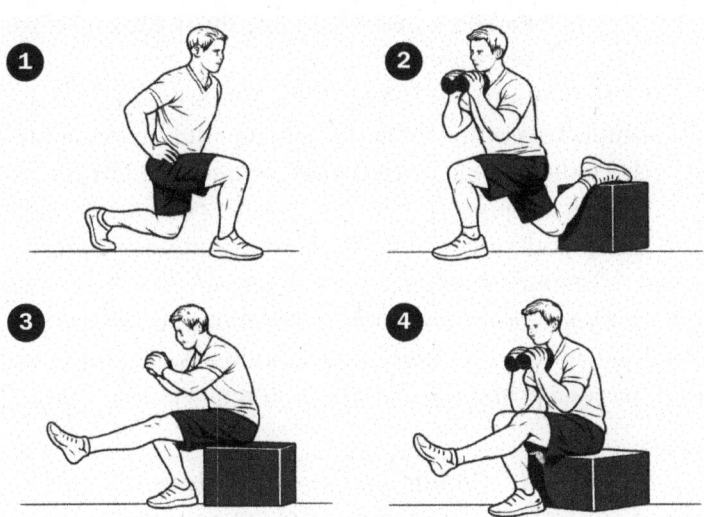

- **Tolera el mínimo impacto**

  Muchos profesionales demonizan cualquier tipo de impacto, pero según nuestra experiencia hay varios tipos de impacto, en función del ejercicio que se haga. Además, sabemos que el cuerpo humano se adapta a la carga gracias a la mecanotransducción, lo que provoca que los tejidos se adapten y se vuelvan más resilientes.

  Cuando nos prohíben todo impacto pensamos que nunca más podremos hacerlo. El problema de eliminarlo es que al final los tejidos activos se debilitarán y perderán cada vez más tolerancia al impacto del día a día, lo que resulta en mayores molestias al ir a la montaña, bajar una cuesta, jugar con los perros o correr porque se nos escapa el autobús.

  El cuerpo desecha lo que no utilizamos. Por lo tanto, si pasamos de obviar el impacto a cogerle un miedo atroz y evitar cualquier cosa que lo demande —exceptuando, tal vez, la bici y la natación—, esto hará que tus tejidos lo vayan tolerando cada vez menos.

  No quiero decir que si hay dolor en aquello que implica impacto, como correr o jugar al pádel, lo aguantes, sino que te centres en ganar en fuerza y empezar a introducir esos ejercicios de impacto para que poco a poco tus tejidos se vayan adaptando a él y puedas tolerarlo más adelante.

  Te muestro algunas progresiones que utilizamos mi equipo y yo para introducir el impacto poco a poco en personas que antes no lo toleraban. En todo caso, es importante que sepas que primero debes contar con una buena base de fuerza.

Criterios a tener en cuenta para introducir el impacto y que la rodilla pueda tolerarlo.

En esta fase aumentamos el trabajo de fuerza, por lo que nos centramos en levantar siempre a la máxima velocidad de ejecución posible para mejorar los niveles de fuerza, que se ven alterados tras la lesión y que son esenciales para la vuelta a la práctica deportiva.

La mayor parte de las lesiones ocurren en muy poco tiempo (en menos de 50 milisegundos), por lo que no solo basta con ejercer mucha fuerza para levantar mucho peso, sino que también debemos ser capaces de aplicar esa fuerza en el menor tiempo posible para poder hacer un cambio de dirección, aterrizar tras un salto o tropezarnos y reaccionar rápido.

Explico lo dicho a través de una analogía. Imagina que un tractor y un deportivo de muy gran cilindrada quieren llegar al mismo punto. El tractor puede cargar con mucho peso, pero no se mueve a gran velocidad. Por el contrario, el deportivo puede ir mucho más rápido para llegar al destino. Pues bien, para volver al deporte se necesitaría ser más parecido al deportivo que al tractor, lo que nos indicará que nuestro sistema nervioso central y los tejidos se está comportando de manera eficiente.

Objetivos de esta fase:

- Vuelta a la carrera y cambios de dirección.
- Mejora de los niveles de fuerza reactiva.
- Mejora de los niveles de aplicación de la fuerza en poco tiempo (RFD, explicado líneas después).
- Ser fuertes unilateralmente, tanto con la pierna lesionada como con la que no.

Expongo a continuación algunas estrategias prácticas que se deben emplear en esta fase.

Mejorar el RFD

Tras una lesión de ligamento cruzado anterior no solo se alteran los niveles de fuerza máxima, sino también la **velocidad a la que el sistema neuromuscular es capaz de generar fuerza**. Este parámetro, conocido como *rate of force development* (**RFD**), suele presentar déficits marcados durante meses —e incluso años— después de la lesión si no se entrena específicamente.

La mejora del RFD es muy relevante porque la mayoría de las acciones deportivas que comprometen la estabilidad de la rodilla —frenadas, cambios de dirección, aterrizajes o respuestas ante un desequilibrio— se producen en ventanas de tiempo muy cortas (50-250 milisegundos). En esos intervalos, la fuerza máxima tiene poca utilidad si no puede aplicarse con rapidez.

Por ello, incluir trabajo orientado a levantar peso rápido es un componente esencial de la recuperación a un nivel avanzado.

Uno de los consejos que damos a nuestros clientes es que intenten siempre levantar a la máxima velocidad de ejecución cuando entrenen (habrá veces en que nos interese levantar lentamente para adaptar los tejidos) ya que ofrece grandes beneficios:

- Mejora el reclutamiento de unidades motoras y la coordinación entre ellas.
- Reduce las asimetrías funcionales entre piernas (si se progresa hacia lo asimétrico y unilateral).
- Disminuye la inhibición muscular.
- Mejora la fuerza máxima, lo que indica que no hace falta trabajar cerca del fallo, es decir, a la carga máxima posible. Usar cargas moderadas o altas, pero lejos del fallo, donde apliques la máxima velocidad de ejecución, hará que mejoren tus niveles de fuerza sin causar tanta fatiga.

 Diferencias entre levantar a máxima velocidad o no hacerlo.

Empezar a correr con criterio y no por tiempo

Tradicionalmente, muchos protocolos de rehabilitación del LCA han establecido el inicio de la carrera basándose en tiempos fijos: se sitúa habitualmente entre las ocho y las doce semanas tras la cirugía. Sin embargo, esta aproximación presenta limitaciones importantes porque la recuperación neuromuscular no sigue un calendario uniforme. La capacidad de una persona deportista para tolerar las fuerzas de impacto y generar estabilidad dinámica varía en función de múltiples factores individuales: tipo de cirugía, dolor, derrame, fuerza, control motor, historial previo y nivel de entrenamiento.

Por este motivo, iniciar la carrera únicamente en función del tiempo transcurrido puede resultar prematuro en algunos casos y excesivamente tardío en otros.

La evidencia reciente apunta a que el retorno seguro y eficiente a la carrera debe basarse en criterios funcionales, especialmente relacionados con la fuerza del cuádriceps, la tolerancia al impacto y la calidad de los saltos unilaterales.

➜ Criterios que se deben tener en cuenta

- Simetría de fuerza de cuádriceps-isquio mayor del 80% entre ambas piernas.
- Fuerza global unilateral.
- Tolerancia al impacto sin dolor o inflamación.

Claves para poder
empezar a correr
de forma segura.

Ganar fuerza multiplanar: trabajar en diferentes planos de movimiento

La mayoría de las actividades deportivas no se producen en un único plano de movimiento. Saltar, frenar, girar, acelerar, esquivar o entrar en contacto con un oponente conlleva combinaciones simultáneas de desplazamientos en los planos sagital, frontal y transversal.

Por este motivo, la rehabilitación avanzada del LCA debe incluir un trabajo multiplanar progresivo que prepare a la persona para estas demandas reales. Limitar la preparación física al trabajo en un solo plano —habitualmente el sagital— puede generar déficits de control y fuerza que pasan desapercibidos en el gimnasio, pero aparecen claramente durante la práctica deportiva.

La literatura al respecto señala que los déficits de control rotacional y los fallos en la estabilidad lateral están asociados con:

- El valgo dinámico.
- La mala alineación en aterrizajes.
- Asimetrías en saltos unilaterales.
- Una mayor probabilidad de sufrir una nueva lesión del LCA.

El trabajo multiplanar permite exponer gradualmente a la persona deportista a estos retos, evitando que los encuentre por primera vez en el entorno deportivo.

 Tareas para progresar en el plano frontal.

Fase IV: vuelta a la especificidad del deporte

Para hablar de todas estas fases largo y tendido tendríamos que dedicarle todo un libro. Pero quiero darte unas pinceladas, los conocimientos clave y sin pretensión alguna de abrumar, sobre la recuperación tras una lesión.

Por eso, si quieres profundizar más sobre estas fases de la recuperación, remito a un webinario gratuito de una hora de duración donde hablo en detalle de lo que se hace en cada fase, ejercicios, errores comunes y algunos test que suelen utilizarse.

 Las distintas fases de la recuperación.

CAPÍTULO 10

Lesión de cartílago.
Entender, cuidar y dejar de tenerle miedo

Pocas palabras generan tanta preocupación en una consulta como «tienes desgaste». La mayoría de las personas interpreta la frase como una sentencia: creen que el cartílago articular de la rodilla está deteriorado, sin solución, y que inevitablemente el dolor irá a más. Sin embargo, hoy sabemos que esta visión es incompleta. El cartílago no es un papel de lija que se agota con el uso ni un material frágil que conviene proteger a toda costa. Es un tejido vivo, dinámico y muy sensible al movimiento. Y, sobre todo, lo que muestra una resonancia tiene mucho menos que ver con lo que la persona puede o no puede hacer de lo que creemos.

Este capítulo nace precisamente de la necesidad de cerrar la brecha entre lo que se dice y lo que realmente se comprueba en la práctica, entre el lenguaje que asusta y la biología que tranquiliza. Y, sobre todo, nace de ver cada semana a personas que llegan a nuestra consulta convencidas de que su vida ha cambiado para mal, cuando, para su sorpresa, en mitad del proceso descubren que su rodilla es mucho más capaz de lo que creen.

Mi intención es que, al terminar de leer esta sección, no solo entiendas en qué consiste el cartílago: quiero que veas tu rodilla con otros ojos. Que dejes atrás palabras que te han condicionado durante años y que descubras que hay un camino de mejora incluso cuando la resonancia no es muy halagüeña. Recuerda: tu vida no depende de una imagen, sino de tu capacidad de adaptación.

Lo que vemos en una resonancia... y lo que realmente significa

Las resonancias magnéticas han supuesto grandes avances, pero también han generado una confusión enorme, en concreto, en lo que a cartílagos se refiere. Ya sabemos con escaso género de dudas que daño estructural no equivale a dolor. Decenas de estudios lo demuestran: muchas personas que sufren un dolor importante muestran en las imágenes por resonancia muy poco cambio en su cartílago; y, al contrario, un gran número de personas sin dolor presentan lesiones, condromalacia, fisuras o signos de artrosis en grados leves y moderados sin ninguna repercusión en su día a día.

Esto sucede por una razón fundamental: el cartílago no tiene terminaciones nerviosas. Es decir, por sí mismo no puede transmitir dolor. Lo que duele es el entorno: el hueso subcondral, la membrana sinovial, los tejidos blandos, la cápsula, o incluso el propio sistema nervioso cuando el tejido está irritado o no está acostumbrado a ciertas cargas.

Por eso, cuando alguien sale de la consulta con un diagnóstico basado tan solo en la resonancia —«Lo que tienes es por el desgaste»—, se está transmitiendo un mensaje incompleto. Tener un cartílago irregular o con reblandecimiento no significa que la rodilla esté condenada. Significa, simplemente, que estamos ante una imagen estructural, no una predicción funcional.

El cartílago es un tejido adaptable, no un cristal

Otra idea errónea muy extendida es la de que el cartílago se gasta con el uso, como si la rodilla fuese una pieza mecánica y cada paso descontara. La evidencia actual es justo la contraria: **las articulaciones y el cartílago se benefician del movimiento**. La compresión cíclica —la que ocurre al caminar, subir escaleras, hacer sentadillas o correr— favorece el intercambio de nutrientes entre el cartílago y el líquido sinovial. De hecho, es precisamente ese ir y venir de fuerzas lo que mantiene el tejido vivo y funcional.

Cuando dejamos de movernos por miedo, el cartílago no se protege: se vuelve menos eficiente. El entorno articular se deshidrata, la musculatura pierde capacidad de absorción de impactos y el sistema global que mantiene a la rodilla se vuelve más frágil.

En pocas palabras, **el problema del cartílago no es el uso, sino el desuso. No es la carga, sino la carga mal gestionada. No es el impacto, sino no estar en condiciones para recibirlo.**

La tolerancia a la carga: un concepto que cambia la manera de entender la rodilla

Cuando hablamos de cartílago no deberíamos centrar la conversación tanto en «cómo está» como en «qué tolera». La tolerancia a la carga es la capacidad que tiene la rodilla de absorber, distribuir y recuperarse del estrés mecánico. No es un valor fijo ni viene determinado por la resonancia. Se puede entrenar y mejorar a cualquier edad.

La tolerancia a la carga se obtiene a través de tres pilares:

1. **La fuerza: el amortiguador número uno**

    La fuerza muscular —especialmente en los cuádriceps, glúteos, isquios y gemelos— reduce la presión directa sobre el cartílago. Cuando estos músculos trabajan bien, la articulación sufre menos por unidad de superficie. Esto se traduce en que, **cuanto más fuerte estás, menos castigas a tu cartílago.**

    No se trata de levantar grandes pesos desde el primer día, sino de seguir un programa progresivo que vaya aumentando la capacidad de tus tejidos para soportar distintas cargas. Esa mejora es una de las herramientas más potentes que tenemos para combatir el dolor.

2. La movilidad: movimiento que nutre

El cartílago depende del movimiento para alimentarse. No tiene vasos sanguíneos propios; recibe sus nutrientes gracias a la presión y descompresión de la articulación. Esto explica que la movilidad —especialmente la de cadera, tobillo y la propia rodilla— sea tan útil para mantener un entorno articular saludable.

La extensión completa, la flexión progresiva y el trabajo de movilidad de cadera hacen que la carga se reparta mejor y que la rodilla funcione de manera más eficiente.

3. El impacto: un estímulo que fortalece

Pocos conceptos se entienden tan mal como el impacto. Correr, saltar o realizar actividades de impacto no gasta la rodilla; lo que provoca molestias es **hacerlo sin el nivel adecuado de preparación**. Cuando se progresa de forma gradual —primero marcha, luego pequeños saltos, después cambios de ritmo y, más adelante, carrera continua—, el cartílago y el resto de las estructuras se van adaptando positivamente.

La ciencia es clara a este respecto: el impacto en dosis adecuadas mejora la salud ósea, articular y muscular. El objetivo no es evitarlo, sino aprender a tolerarlo.

Dolor no significa daño, significa información

Uno de los mayores temores de las personas con cambios en el cartílago es pensar que cada molestia es una señal de deterioro. Nada más lejos de la realidad. El dolor en el contexto de este libro funciona como un indicador de si la carga es o no la adecuada.

Clasifiquémoslo en dos categorías:

- **Dolor aceptable.** Aparece durante la actividad, es de baja intensidad (0-3/10), no aumenta en las siguientes veinticuatro horas y no produce inflamación. Este dolor indica que estás trabajando dentro de un rango seguro.

- **Dolor de alarma ajustable.** Es más intenso, aparece al día siguiente, dura más de veinticuatro o treinta y seis horas o se acompaña de rigidez matinal marcada o derrame. En estos casos no has hecho nada malo; simplemente necesitas ajustar la carga.

Esta manera de interpretar el dolor te permite moverte con confianza y abandonar la idea de fragilidad. Recuerda: **la rodilla te habla, no te amenaza.**

Lo que realmente determina tu evolución (y no aparece en la resonancia)

Cuando analizamos a largo plazo los factores que predicen una buena evolución en quienes han sufrido cambios en el cartílago, vemos que tienen mucho más peso los hábitos y la función que la imagen diagnóstica.

La resonancia te dice **cómo está el tejido**, pero no explica **cómo te comportas**, cómo responden los músculos, cuánta carga tolera tu sistema o cómo gestiona el cuerpo el estrés del día a día. Y es precisamente esa parte —la que no refleja ninguna imagen— la que de verdad mueve la aguja en tu evolución.

Entre los principales hábitos que se deberían tener en cuenta:

- Buena fuerza de cuádriceps y glúteos.
- Mantener actividad física regular.
- Evitar periodos prolongados de inactividad.
- Progresar en impacto de forma controlada.
- Mantener un peso corporal saludable.
- Gestionar bien el estrés y el descanso.

- Tener buena movilidad articular.
- Y, sobre todo, entender que la rodilla es más robusta de lo que parece.

En lo que sigue vamos a desgranar algunos conceptos que deberías entender y tener en cuenta.

La fuerza muscular: mucho más que músculos fuertes

La fuerza no es solo una cuestión estética ni atlética. Funciona como un gran amortiguador en las articulaciones, también en la de la rodilla.

Cuando el *core*, cuádriceps, glúteos, isquios y gemelos trabajan de forma coordinada:

- La presión que llega al cartílago se reduce de manera significativa.
- El movimiento es más eficiente y más acorde con el sistema nervioso.
- Se distribuye la carga en más superficie, lo que evita determinados puntos de irritación.

Y, lo más importante, la fuerza mejora la capacidad del hueso subcondral —una de las estructuras que más molestias genera cuando se irrita— para tolerar las cargas.

Por eso, las personas que dedican tiempo a ganar fuerza suelen notar una mejoría incluso con imágenes diagnósticas poco favorables. Y al revés: quienes evitan entrenar por miedo a más lesiones suelen empeorar no por deterioro estructural, sino por pérdida de capacidad.

El cartílago no necesita ser perfecto para que puedas tener una vida activa. Necesita que todo lo que lo rodea —músculo, tendón, ligamentos, coordinación— trabaje mejor.

El entorno metabólico: el cartílago también vive en un contexto

Inflamación sistémica, sedentarismo, poca masa muscular y baja actividad. Todo esto tiene un efecto acumulativo. A día de hoy, gran parte de la población vive en un estado proinflamatorio de bajo grado que perjudica negativamente la salud y está relacionado con el aumento del dolor.

La articulación no duele por el cartílago; duele porque el entorno en el que vive ese cartílago es menos eficiente. Una persona con buena masa muscular, que realiza actividad diaria constante, que sigue una nutrición adecuada y mantiene un sueño estable tiene mejor salud articular... independientemente de los resultados de la resonancia. Por lo que conviene atender a todos esos factores que influyen directamente en la lesión: esta es la mejor medicina para reducir las molestias y mejorar en calidad de vida.

Por qué la variabilidad es clave para que tu rodilla mejore

Una idea clave que transforma la recuperación de quienes sufren un dolor por el estado de su cartílago articular de rodilla es este: la rodilla que más mejora no es la que más proteges, sino la que más variedad de movimiento asume.

El sistema articular —músculos, tendones, cartílago, cápsula sinovial y sistema nervioso— funciona como una orquesta. Cuantos más «instrumentos» entran en juego, más armonía y más capacidad de adaptación se consigue. Cuando solo utilizas un tipo de movimiento por miedo (bicicleta, caminar en llano, evitar cualquier tipo de saltos), la rodilla aprende poco. Cuando te mueves de forma variada, la rodilla aprende.

Vamos a desarrollarlo un poco más.

El cuerpo se adapta a lo que haces, pero también a lo que evitas

Si siempre te mueves de igual manera, el cuerpo se vuelve experto solo en ese tipo de carga. Pero la vida real no funciona así: hay escaleras, pendientes, giros, frenadas, terrenos irregulares, saltos improvisados. Y la rodilla necesita muchos tipos de estímulos para sentirse segura. La falta de variabilidad genera tres problemas:

1. **Músculos que trabajan siempre de la misma manera** → no aprenden a coordinarse ante diferentes situaciones.

2. **Tendones que reciben siempre la misma tracción** → pierden capacidad elástica.

3. **Sistema nervioso que interpreta lo desconocido como peligro** → aparece el dolor.

La solución no es evitar determinados movimientos y centrarnos en hacer cuatro o cinco ejercicios con una técnica perfecta y unos grados inamovibles de alineación articular, sino reintroducir diferentes movimientos que permitan a la persona ganar confianza para que compruebe que moverse no es peligroso y que se traducirá en la adaptación de los tejidos para tolerar más carga.

Variabilidad no es hacer cualquier cosa: es entrenamiento inteligente y no clasificar los movimientos en buenos o malos

Variabilidad no significa hacer movimientos para que te graben y colgar los vídeos en las redes ni exponerte a gestos que te duelan o asusten. Significa ampliar poco a poco el abanico de movimientos que tu rodilla es capaz de gestionar y que te hará que vayas ganando una mayor confianza. Veámoslo a través de algunos ejemplos prácticos:

Si siempre caminas en llano → añade cuestas suaves.
Si solo usas máquinas → introduce ejercicios libres.
Si solo haces fuerza → añade movilidad dinámica.
Si evitas saltar → empieza por impactos mínimos.

Cada una de estas variaciones es un mensaje para el cerebro —«Puedo con esto. No hay peligro»—, además del hecho de que generan neuroplasticidad al crear desafíos. Ese mensaje dice mucho más respecto del dolor que cualquier resonancia o prueba de imagen.

> **El sistema nervioso aprende por exposición,
> no por protección**

Cuando evitas determinados movimientos, como saltos, cuestas o flexiones profundas, el sistema nervioso interpreta que ese movimiento es peligroso y activa más dolor cuando intentas hacerlo.

Pero, cuando introduces diferentes regresiones de ejercicios de forma progresiva, ocurre lo contrario:

- Baja el nivel de sensibilidad.
- Aumenta la sensación de control.
- Se reduce la activación muscular protectora.
- La rodilla se siente más sólida.

El dolor deja de ser un freno y se convierte en un indicador de aprendizaje, lo que permite que cada vez puedas ir haciendo más cosas que antes no podías.

Al terminar este capítulo quiero que retengas una idea muy simple, pero profundamente transformadora: **tu rodilla no necesita perfección estructural, sino preparación, movimiento y hábitos adecuados.**

Un mensaje clave: tu rodilla no es, en absoluto, frágil

Quiero que retengas una idea muy sencilla pero esencial: **tu vida no depende de una resonancia.** Depende de cómo cuides y entrenes tu cuerpo. El cartílago es solo una parte del sistema y la evidencia actual nos muestra sin ambages que el dolor no es un reflejo directo de su estado. Las personas que recuperan la fuerza, mejoran la movilidad, vuelven a poder hacer movimientos con impacto de manera progresiva y confían en su cuerpo suelen evolucionar muy bien, incluso con imágenes que *a priori* podrían parecer preocupantes.

Tu rodilla no está «gastada». Está esperando a que le enseñes a cargar de nuevo. Para que profundices más sobre este tema y sigas aprendiendo, comparto dos vídeos que considero muy valiosos. Uno habla sobre la progresión de los ejercicios, las fases y los aspectos que tenemos en cuenta en nuestra consulta con los lesionados de cartílago:

La progresión de los ejercicios, las fases y los aspectos a tener en cuenta en las lesiones de cartílago.

El segundo vídeo es un episodio en el que hablo con una paciente que ha vivido su lesión en un punto crítico: tuvo que renunciar a su trabajo, no podía moverse en terrenos en cuesta ni usar escaleras, sentía miedo a moverse y creía que su vida solo podría ir a peor. En el vídeo relata cómo ha vivido todo el proceso y cómo ha acabado saltando, corriendo, poniéndose de cuclillas, andando sin parar... Y todo ello sin pensar en su rodilla.

Testimonio real de la recuperación de un paciente con condromalacia rotuliana.

5 Movimientos seguros para empezar a entrenar

Para acabar este capítulo de manera práctica, me gustaría enseñaros algunas de las tareas que introducimos con gente que suele tener miedo a hacerse más daño entrenando. Estos movimientos son seguros para empezar a empoderar a la persona y que se vaya sintiendo capaz de progresar.

Cabe destacar que lo ideal siempre es individualizar los ejercicios a la persona, procurar en todo momento que haya una progresión para que pueda mejorar y que sus tejidos se adapten de forma paulatina.

Movimiento 1. Subida a *step* modificando altura o carga.

La idea a la hora de hacer este movimiento es adaptar la altura del *step* de manera que te permita subir y bajar sin un dolor superior a 3/10. El objetivo es ir aumentando el peso de la mancuerna o la altura cada semana para ir tolerando más carga, hasta que llegue un momento en el que bajar o subir escaleras no moleste.

Lo recomendable es hacer dos o tres series de entre seis y ocho repeticiones y centrarse en ir subiendo la carga para tolerar bien el rango de movimiento exigido en el día a día.

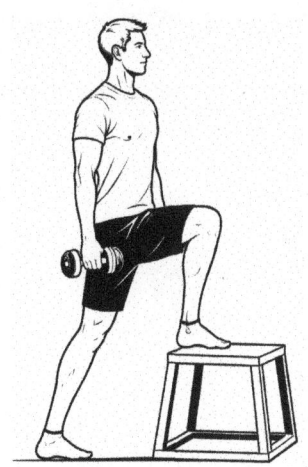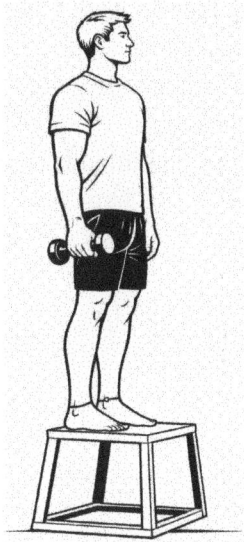

Movimiento 2. Peso muerto con *kettlebell*.

A través de este ejercicio se pretende no generar tanta molestia para ir subiendo la carga conforme pasen las semanas o poder variar los apoyos de bilateral hacia apoyos asimétricos (en este aspecto nos centraremos un poco más adelante).

Lo ideal es hacer tres series de entre cuatro y seis repeticiones con una carga que nos haga cumplir con el número de repeticiones con bastante esfuerzo.

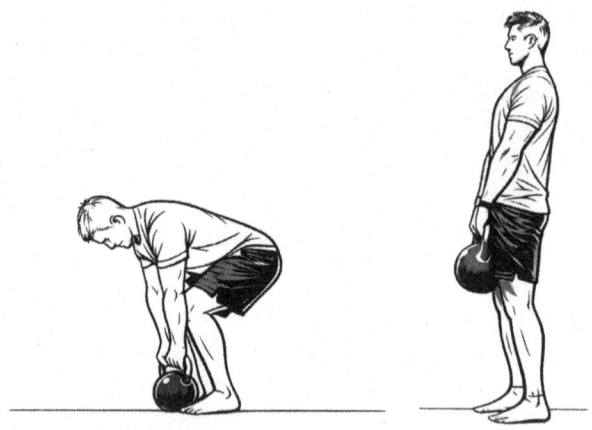

Movimiento 3. Puente de glúteo.

El objetivo de este ejercicio es el mismo que con el anterior: a través de un ejercicio que no genere mucha molestia, con el tiempo iremos subiendo la carga y variando los apoyos de bilateral hacia apoyos asimétricos.

Se recomienda hacer tres series de doce repeticiones con una carga que nos haga terminar el ejercicio con esfuerzo.

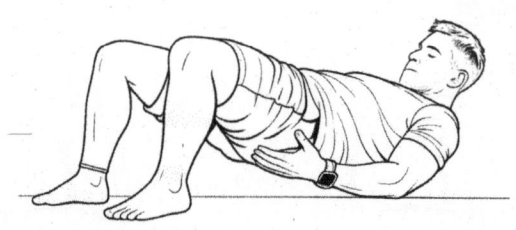

Movimiento 4. Alcanzar, apoyado en una pierna, un objeto al que cueste llegar.

Este ejercicio trabaja la estabilidad de la cadera y la rodilla, la musculatura del pie, la cadena posterior y la movilidad global. Es bastante completo y no genera mucha amenaza.

Lo ideal es realizar tres series de entre ocho y diez repeticiones por lado.

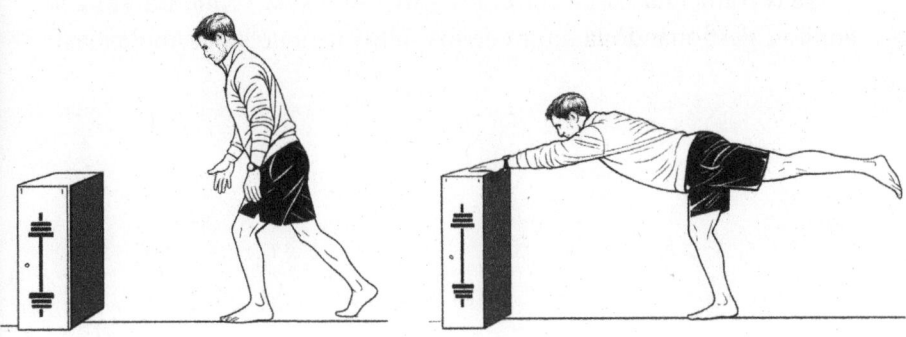

Movimiento 5. Pequeños saltos para ir ganando confianza y tolerando los impactos.

Comenzaremos este ejercicio simplemente dando unos pequeños saltos, pero solo de unos 5 cm.

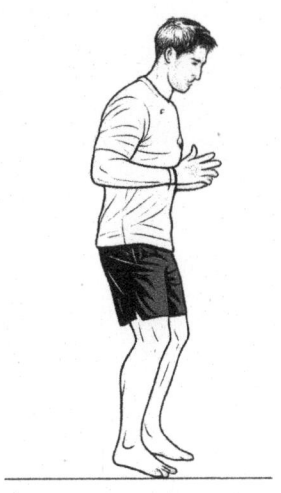 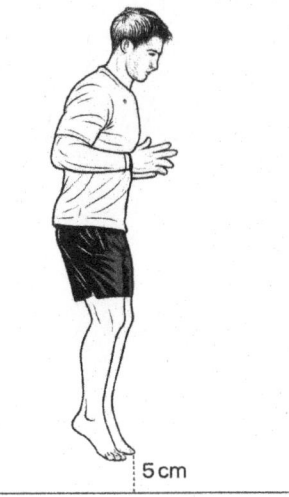

5 cm

Como dijimos líneas atrás, no debemos restringir los movimientos a largo plazo, ya que muchos de ellos son propios de nuestro día a día, como bajar escaleras, correr hacia una parada de transporte público o pasear por la naturaleza. Es por ello que debemos hacer una buena progresión para poder tolerarlos y que los tejidos sean eficientes para cuando se den este tipo de situaciones. En caso contrario, los tejidos se irán debilitando y cada vez tolerarán menos carga y movimientos sin molestias.

Se recomienda hacer entre dos y tres series de veinte o treinta segundos, gestionando la altura de los saltos para no sufrir molestias.

CAPÍTULO 11

«No sé qué lesión tengo...
así que mejor hago reposo hasta que me digan algo»

Quiero terminar este libro con un último capítulo dedicado a una de las frases que más oigo en nuestro centro. La expresión puede tomar muchas formas, pero el contenido esencial siempre es el mismo: detener toda actividad mientras se esperan unos resultados médicos.

Debo decir que entiendo perfectamente esta frase, en todas sus formas. Cuando duele, el cuerpo pide protección. Cuando hay incertidumbre, la mente busca una etiqueta que lo ordene todo. Un nombre. Un diagnóstico. Una palabra que cierre el caso y te devuelva el control. Sin embargo, el problema está en que, en la actualidad, muchas veces esa palabra (ese diagnóstico) tarda mucho en llegar... y mientras tanto el reposo se alarga. Y el reposo prolongado no solo no ayuda a resolver el problema, sino que lo suele empeorar.

Por tanto, escribo este último capítulo con una idea que atraviesa todo el libro, de principio a fin, y que voy a resaltar para que quede bien claro:

➜ **En la mayoría de lesiones y patologías musculoesqueléticas, el movimiento no es el enemigo; sino que forma parte del tratamiento.**

El problema de buscar
pruebas infinitas

He aquí otra trampa moderna: la de convertir la recuperación en una peregrinación interminable de consulta en consulta, buscando la certeza absoluta, mientras la rodilla —o la espalda, o el hombro— se va haciendo cada vez menos capaz.

La resonancia, la ecografía, el TAC, la radiografía... son herramientas útiles. Pero hay una confusión extendida: creer que la imagen es la explicación total y definitiva de lo que te pasa. Y que cuando te encuentren algo y te den el diagnóstico, ya estará todo solucionado.

A estas alturas del libro ya has aprendido algo muy importante: **daño no equivale a dolor**, y **dolor no equivale necesariamente a daño**.

Hay imágenes (radiografías, escáneres, etc.) «feas» de personas que siguen haciendo vida normal. Y hay imágenes «perfectas» de personas bloqueadas por el miedo, la falta de capacidad o una irritación mal gestionada.

Por eso, cuando alguien se aferra a detener toda actividada hasta conseguir el diagnóstico, muchas veces lo que está haciendo —sin querer— es poner su recuperación en pausa. Y la recuperación rara vez mejora cuando la pones en pausa.

La peregrinación que fragiliza

Hay un perfil de paciente que, por desgracia, he visto demasiadas veces. Se trata de personas que llevan meses (a veces años) yendo de profesional en profesional. Acuden a nuestro centro con carpetas, informes, tres opiniones distintas, una resonancia antigua y otra reciente, y un cansancio que no es solo físico, también mental.

Cuando les pregunto qué han hecho en ese tiempo, la respuesta suele ser una de estas:

- «Me dijeron que no cargara.»

- «Me dijeron que evitara el impacto.»

- «Me dijeron que no flexionara tanto.»

- «Me dijeron que esperara.»

Y así, a base de prohibiciones, la vida se va estrechando y la lesión no mejora: primero dejas de correr, luego dejas de bajar «bien» las escaleras, después te sientas raro, luego dejas de viajar o de salir a pasear al monte, y finalmente ya no es la rodilla, es el miedo.

A esto lo llamo **fragilización**: no porque tu rodilla sea frágil, sino porque te han enseñado a tratarla como si lo fuera. Y cuanto más tiempo actúas sintiéndote frágil, más frágil te vuelves.

El movimiento como tratamiento (aunque no haya diagnóstico)

Aquí va la idea central, sin adornos:

➜ **Aunque no sepas con exactitud el nombre de tu lesión, puedes empezar a mejorar tu capacidad.**

Porque el tratamiento no empieza con una palabra. Empieza con un proceso.

El tejido humano —músculo, tendón, ligamento, cartílago, hueso— responde a la carga. Y el sistema nervioso responde a la exposición. La adaptación existe. La neuroplasticidad existe. Lo has visto en el capítulo del LCA y vuelve a aparecer aquí, aunque el diagnóstico sea «difuso» o cambiante.

Ahora bien: no hablo de moverte «a lo loco». Hablo de moverte con criterio:

- elegir tareas tolerables,
- dosificar,
- progresar,
- medir,
- ajustar.

Esto, en la práctica, es lo contrario de «reposo hasta que me digan algo». Es **paciencia activa**. En este libro hemos hablado de hábitos, de dolor como información, de tolerancia a la carga, de variabilidad, de impacto progresivo. Si tuviera que quedarme con un indicador que suele correlacionar muy bien con «voy por buen camino», sería esta pregunta: **¿Eres más fuerte que hace cuatro semanas?**

Si la respuesta es positiva, sabes que vas por buen camino.

La fuerza es mucho más que «tener músculo». Es:

- poder con más carga y hacer más cosas en el día a día sin molestias,
- repartir tensiones y que no todo se lo lleve tu rodilla,
- estabilizar sin generar rigidez,
- moverte con menos amenaza y con más fluidez.

En casi cualquier lesión de rodilla, mejorar fuerza (y especialmente **fuerza útil**, la que luego se transfiere a tu vida) cambia el pronóstico.

Por eso, cuando alguien me dice «aún no tengo un diagnóstico», suelo responder: «Perfecto. Entonces vamos a empezar por lo que sí sabemos mejorar: tu capacidad». Y la capacidad se construye con fuerza, exposición y consistencia.

«El proceso como test diagnóstico»

Hay una frase que me gusta mucho porque resume muchos años de mi experiencia profesional:

➜ **A menudo, el progreso bien planteado es el mejor test diagnóstico.**

No porque reemplace al médico o a una prueba cuando hace falta, sino porque te da información real:

- qué toleras,
- qué te irrita,
- cómo responde tu rodilla a la carga,
- qué patrones aparecen,
- y qué dirección de trabajo te hace mejorar.

A veces, en lugar de esperar tres meses a ver qué dicen las pruebas, puedes ganar tres meses de progreso. Y si al final hay que intervenir o hacer estudios más específicos, llegarás con algo que vale oro: **fuerza, movilidad, confianza y mejor control.**

Epílogo

En las páginas precedentes hemos compartido algunas tareas que puede hacer la mayoría de las personas con una lesión en la primera fase. La persona afectada se irá viendo capaz de hacer muchas más cosas de las que creía en un primer momento.

Sin embargo, es muy importante que sepas que siempre deberás contar con un equipo que supervise los ejercicios, que vaya generando desafíos poco a poco, de manera progresiva y, sobre todo, que ajuste los entrenos en función de cómo hayan sido los días precedentes: si se han sentido molestias, si se ha dormido mejor o peor, si ha sido una semana intensa de trabajo o viajes, etc. Solo de esta forma se podrá gestionar la lesión de la mejor manera posible y el avance será más efectivo.

No todo será un camino de rosas en todo momento. Habrá ocasiones en las que habrá que dar un pequeño paso atrás, en las que aparezcan más molestias, en las que no te apetecerá entrenar. En cualquier caso, lo importante es que sepas que eso forma parte del progreso y que saber gestionarlo será la clave para seguir avanzando.